Kohlhammer

Altersmedizin in der Praxis

Herausgegeben von Johannes Pantel und Rupert Püllen

Eine Übersicht aller lieferbaren und im Buchhandel angekündigten Bände der Reihe finden Sie unter:

 https://shop.kohlhammer.de/altersmedizin-reihe

Die Reihenherausgeber

Univ.-Prof. Dr. med. Johannes Pantel ist Leiter des Arbeitsbereichs Altersmedizin mit Schwerpunkt Psychogeriatrie und klinischer Gerontologie am Institut für Allgemeinmedizin der Goethe-Universität Frankfurt. Zuvor war er viele Jahre in leitenden klinischen Funktionen an den Universitätskliniken Heidelberg und Frankfurt am Main tätig. Er ist Mitbegründer und stellvertretender Vorstandssprecher des Frankfurter Forums für Interdisziplinäre Alternsforschung (FFIA). Als Autor und Herausgeber publizierte er über 20 einschlägige Sach- und Fachbücher und ist Co-Chief-Editor der Zeitschrift »GeroPsych – The Journal of Gerontopsychology and Geriatric Psychiatry«.

PD Dr. med. Rupert Püllen ist Chefarzt der Medizinisch-Geriatrischen Klinik am AGAPLESION MARKUS KRANKENHAUS in Frankfurt am Main. Er ist an der Goethe-Universität Frankfurt zuständig für den Querschnittsbereich Medizin des Alterns und des alten Menschen und darüber hinaus Honorarprofessor an der Universität Pecs. Als ehemaliger Präsident der Deutschen Gesellschaft für Geriatrie ist er jetzt Vertreter im Fullboard der European Geriatric Medicine Society (EuGMS) sowie Mitherausgeber der »Zeitschrift für Gerontologie und Geriatrie«.

Anke Bahrmann
Jürgen Wernecke (Hrsg.)

Diabetes mellitus im höheren Lebensalter

Diagnostik, Therapie und Versorgung

Verlag W. Kohlhammer

Dieses Werk einschließlich aller seiner Teile ist urheberrechtlich geschützt. Jede Verwendung außerhalb der engen Grenzen des Urheberrechts ist ohne Zustimmung des Verlags unzulässig und strafbar. Das gilt insbesondere für Vervielfältigungen, Übersetzungen und für die Einspeicherung und Verarbeitung in elektronischen Systemen.

Pharmakologische Daten verändern sich ständig. Verlag und Autoren tragen dafür Sorge, dass alle gemachten Angaben dem derzeitigen Wissensstand entsprechen. Eine Haftung hierfür kann jedoch nicht übernommen werden. Es empfiehlt sich, die Angaben anhand des Beipackzettels und der entsprechenden Fachinformationen zu überprüfen. Aufgrund der Auswahl häufig angewendeter Arzneimittel besteht kein Anspruch auf Vollständigkeit.

Die Wiedergabe von Warenbezeichnungen, Handelsnamen und sonstigen Kennzeichen berechtigt nicht zu der Annahme, dass diese frei benutzt werden dürfen. Vielmehr kann es sich auch dann um eingetragene Warenzeichen oder sonstige geschützte Kennzeichen handeln, wenn sie nicht eigens als solche gekennzeichnet sind.

Es konnten nicht alle Rechtsinhaber von Abbildungen ermittelt werden. Sollte dem Verlag gegenüber der Nachweis der Rechtsinhaberschaft geführt werden, wird das branchenübliche Honorar nachträglich gezahlt.

Dieses Werk enthält Hinweise/Links zu externen Websites Dritter, auf deren Inhalt der Verlag keinen Einfluss hat und die der Haftung der jeweiligen Seitenanbieter oder -betreiber unterliegen. Zum Zeitpunkt der Verlinkung wurden die externen Websites auf mögliche Rechtsverstöße überprüft und dabei keine Rechtsverletzung festgestellt. Ohne konkrete Hinweise auf eine solche Rechtsverletzung ist eine permanente inhaltliche Kontrolle der verlinkten Seiten nicht zumutbar. Sollten jedoch Rechtsverletzungen bekannt werden, werden die betroffenen externen Links soweit möglich unverzüglich entfernt.

1. Auflage 2024

Alle Rechte vorbehalten
© W. Kohlhammer GmbH, Stuttgart
Gesamtherstellung: W. Kohlhammer GmbH, Stuttgart

Print:
ISBN 978-3-17-034190-6

E-Book-Formate:
pdf: ISBN 978-3-17-034191-3
epub: ISBN 978-3-17-034192-0

Herausgeberin und Herausgeber

Priv.-Doz. Dr. med. Anke Bahrmann ist Oberärztin am Universitätsklinikum Heidelberg, Klinik für Kardiologie. Sie ist Vorsitzende der AG Geriatrie und Pflege der DDG.

Dr. med. Jürgen Wernecke ist Chefarzt im AGAPLESION Diakonieklinikum in Hamburg. Er ist stellvertretender Vorsitzender der AG Geriatrie und Pflege der DDG.

Verzeichnis der Autorinnen und Autoren

Anke Bahrmann, Priv.-Doz. Dr. med.
Klinik für Kardiologie, Angiologie, Pneumologie
Universitätsklinikum Heidelberg
Im Neuenheimer Feld 410
69120 Heidelberg
E-Mail: anke.bahrmann@med.uni-heidelberg.de

Philipp Bahrmann, Priv.-Doz. Dr. med.
Klinik für Kardiologie, Angiologie, Pneumologie
Universitätsklinikum Heidelberg
Im Neuenheimer Feld 410
69120 Heidelberg
E-Mail: philipp.bahrmann@med.uni-heidelberg.de

Jürgen Bauer, Prof. Dr. med.
Geriatrisches Zentrum der Universität Heidelberg
Agaplesion Bethanien Krankenhaus Heidelberg
Rohrbacher Str. 149
69126 Heidelberg
E-Mail: juergen.bauer@agaplesion.de

Marcus Blum, Prof. Dr. med.
Helios Klinikum Erfurt
Klinik für Augenheilkunde
Nordhäuser Str. 74
99089 Erfurt
E-Mail: marcus.blum@helios-gesundheit.de

Susan Clever, Dipl.-Psych.
Diabetes Praxis Blankenese
Blankeneser Bahnhofstrasse 23
22587 Hamburg
E-Mail: cleverer@icloud.com

Jennifer Grammes, Dipl.-Psych.
Psychologisches Institut
Johannes Gutenberg-Universität Mainz
Binger Str. 14–16
55122 Mainz
E-Mail: jegramme@uni-mainz.de

Susanne Grundke, Prof. Dr. phil.
Studiengangsleitung Pflegewissenschaft/
Klinische Pflege
Ernst-Abbe-Hochschule Jena
Carl-Zeiss-Promenade 2
07745 Jena
E-Mail: susanne.grundke@eah-jena.de

Katja Hodeck
Institut für Innovatives Gesundheitsmanagement (IIGM) GmbH
Data Experts GmbH
Allee der Kosmonauten 33 g
12681 Berlin
E-Mail: katja.hodeck@data-experts.de

Werner Kern, Prof. Dr. med.
Medizinisches Versorgungszentrum Endokrinologikum Ulm
Keltergasse 1
89073 Ulm

Michael Krichbaum, Dipl.-Psych.
FIDAM GmbH
Forschungsinstitut Diabetes-Akademie Bad Mergentheim

Theodor-Klotzbücher-Str. 12
97980 Bad Mergentheim
E-Mail: krichbaum@fidam.de

Thomas Kubiak, Prof. Dr. phil., Dipl.-Psych.
Psychologisches Institut
Johannes Gutenberg-Universität Mainz
Binger Str. 14–16
55122 Mainz
E-Mail: kubiak@uni-mainz.de

Thomas Neumann, Priv.-Doz. Dr. med.
Kantonsspital St. Gallen
Klinik für Rheumatologie
Rorschacher Str. 95
CH – 9007 St. Gallen
E-Mail: thomas.neumann@kssg.ch

Ralf Schiel, Prof. Dr. med.
MEDIGREIF Inselklinik Heringsdorf GmbH
Setheweg 11
17424 Seebad Heringsdorf
E-Mail: r.schiel@medigreif-inselklinikum.de

Günter Stein, Prof. Dr. med.
ehem. Direktor der Klinik für Innere Medizin III
Universitätsklinikum Jena
Friedrich-Schiller-Universität Jena
Kastanienstraße 1
07747 Jena

Antje Steveling, Dr. med.
Klinik und Poliklinik für Innere Medizin A
Universitätsmedizin Greifswald
Ferdinand-Sauerbruch-Straße

17475 Greifswald
E-Mail: Antje.Steveling@med.uni-greifswald.de

Michael Uhlig
Leiter des Arbeitskreises Telematik und Telemedizin
AG Geriatrie und Pflege der Deutschen Diabetes Gesellschaft
Management- und Organisationsberater
contec GmbH
InnovationsZentrum Gesundheitswirtschaft
Gesundheitscampus-Süd 29 |
44801 Bochum
E-Mail: michael.uhlig@contec.de

Jürgen Wernecke, Dr. med.
Chefarzt der Medizinisch Geriatrischen Klinik und Klinik für Diabetologie
AGAPLESIOIN Diakonieklinikum Hamburg
Hohe Weide 17
20259 Hamburg
E-Mail: juergen.wernecke@d-k-h.de

Andrej Zeyfang, Priv.-Doz. Dr. med
Medius-Klinik Ostfildern-Ruit
Klinik für Innere Medizin, Altersmedizin und Diabetologie
Hedelfinger Straße 166
73760 Ostfildern-Ruit
E-Mail: a.zeyfang@medius-kliniken.de

Inhalt

Herausgeberin und Herausgeber 5

Verzeichnis der Autorinnen und Autoren 6

Vorwort zur Reihe 17

1	Einführung	....	19
	1.1 Der geriatrische Patient mit Diabetes		19
	1.1.1 Besonderheiten bei Diagnosestellung und Symptome des Diabetes im hohen Lebensalter		19
	Anke Bahrmann		
	1.1.2 Geriatrische Syndrome und Diabetes		23
	Jürgen Wernecke		
	1.2 Begleit- und Folgeerkrankungen		30
	1.2.1 Retinopathie		30
	Marcus Blum		
	1.2.2 Diabetestherapie bei geriatrischen Patienten mit Niereninsuffizienz		35
	Ralf Schiel, Antje Steveling und Günter Stein		
	1.2.3 Diabetische Polyneuropathie, pAVK und das diabetische Fußsyndrom		51
	Jürgen Wernecke		
	1.2.4 Osteoporose		64
	Thomas Neumann		

1.2.5 Kardiovaskuläre Folgeerkrankungen: Koronare Herzerkrankung mit akutem Koronarsyndrom, arterielle Hypertonie, Vorhofflimmern und Prävention von Schlaganfällen 73
Philipp Bahrmann

2 Therapie des Diabetes im Alter 88
2.1 Individuelle Therapieziele 88
Anke Bahrmann
Literatur 93
2.2 Medikamentöse und nichtmedikamentöse Therapie 94
    2.2.1 Ernährung und Bewegung 94
    Jürgen Wernecke
    2.2.2 Orale Antidiabetika 98
    Werner Kern
    2.2.3 Insuline 103
    Jürgen Wernecke
    2.2.4 Inkretine 107
    Jürgen Wernecke
2.3 Schulungsprogramme für ältere Menschen mit Typ-2-Diabetes 111
Andrej Zeyfang
    2.3.1 Didaktische Besonderheiten 112
    2.3.2 Inhaltliche Besonderheiten 113
    Literatur 114
2.4 Geriatrisches Assessment bei Diabetes 115
Jürgen Wernecke
    2.4.1 Kognition 116
    2.4.2 Bewegung................................. 117
    2.4.3 Ernährung 118
    2.4.4 Depression/Affekt 118
    2.4.5 Aktivitäten des täglichen Lebens (ADL) 119
    Literatur 120
2.5 Telemedizin in der Diabetologie 121
Michael Uhlig

2.5.1	Definition und Bedeutung	121
2.5.2	Voraussetzungen	123
2.5.3	Anwendungen	124
Literatur		127

3 Besondere Situationen bei Diabetes im hohen Lebensalter – Das ist im Alter anders ... 128

3.1	Hypoglykämien	128
Werner Kern		
3.1.1	Klinische Veränderungen im Alter	128
3.1.2	Häufigkeit von Hypoglykämien	129
3.1.3	Kardiale Komplikationen durch Hypoglykämien	130
3.1.4	Hypoglykämie-Effekte auf kognitive Funktionen	130
3.1.5	Stürze und Frakturen	131
3.1.6	Therapeutische Konsequenzen	131
Literatur		132
3.2	Hyperglykämie	134
Anke Bahrmann		
Literatur		138
3.3	Typ-1-Diabetes mellitus im Alter	139
Andrej Zeyfang		
Literatur		141
3.4	Sarkopenie und Frailty	142
Jürgen Bauer		
3.4.1	Sarkopenie	143
3.4.2	Frailty	148
3.4.3	Therapie des Diabetes mellitus bei Frailty und Sarkopenie	152
3.4.4	Sarkopenie, Frailty und körperliches Training	154
3.4.5	Fazit	157
Literatur		158
3.5	Depressionen bei Diabetes	159
Michael Krichbaum		

	3.5.1	Epidemiologie	159
	3.5.2	Wechselwirkung zwischen Diabetes und Depression	160
	3.5.3	Screening und Diagnostik	162
	3.5.4	Therapie	167
	3.5.5	Empfehlungen für die Praxis	169
		Literatur	169
3.6		Kognitive Störungen und Demenz	170
	Jennifer Grammes und Thomas Kubiak		
	3.6.1	Definition und Epidemiologie	171
	3.6.2	Diabetesspezifische Risikofaktoren	174
	3.6.3	Screening und Diagnostik	175
	3.6.4	Prävention von Demenz	178
	3.6.5	Behandlung des Diabetes bei Demenz	178
	3.6.6	Kernaussagen	183
		Literatur	184
3.7		Psychologische Aspekte	186
	Susan Clever		
		Literatur	190
3.8		Sondenkost bei Diabetes und Schluckstörungen	191
	Anke Bahrmann		
		Literatur	193
3.9		Multimedikation	193
	Anke Bahrmann		
		Literatur	195
3.10		Palliative Therapie	196
	Anke Bahrmann		
		Literatur	198

4 Diabetes mellitus in der ambulanten und stationären Langzeitpflege ... **199**

4.1		Pflege von älteren Menschen mit Diabetes	199
	Susanne Grundke		
	4.1.1	Eine »gemeinsame Sprache« sprechen	201
	4.1.2	Informationsaustausch systematisieren und strukturieren	202

	4.1.3	Rechtlichen Verpflichtungen innerhalb der Kooperation einhalten	205
	4.1.4	Beratungs- und Schulungsinhalte abstimmen	208
	Literatur		209
4.2	Diabetes-Pflegefachkraft in der Versorgung älterer Menschen mit Diabetes		211
	Katja Hodeck		
	4.2.1	Der Beitrag ambulanter und stationärer Pflegeeinrichtungen in der Diabetesversorgung	211
	4.2.2	Voraussetzungen einer gelingenden interdisziplinären Zusammenarbeit	214
	Literatur		215
4.3	Aufbau eines Versorgungsnetzwerkes		217
	Anke Bahrmann		
	Literatur		218

5 Weiterführende Leitlinien und Empfehlungen 219

Stichwortregister **221**

Vorwort zur Reihe

Altersmedizin dient dem älteren Patienten, indem sie wie kein zweites Fach seine Besonderheiten und Bedürfnisse ganzheitlich in den Blick nimmt. Sie ist aber auch vielseitig, spannend und effektiv. Dies anhand ausgewählter Handlungsfelder deutlich zu machen, ist ein wichtiges Anliegen der Reihe »Altersmedizin in der Praxis«. Das wichtigste Ziel ist es jedoch, das auch in der Altersmedizin exponentiell anwachsende Wissen für den Versorgungsalltag kompakt und praxisnah aufzubereiten.

Doch braucht man dazu heute noch Bücher? Haben nicht Internet und Zeitschriften das Buch längst abgelöst, weil sie häufig einen rascheren Zugriff auf manchmal schnell veraltendes Fachwissen erlauben? Das mag in einzelnen Bereichen und zu manchen Fragestellungen zutreffen; doch wer sich vertieft mit einem Thema auseinandersetzen möchte, wer nicht nur Fachinformationen, sondern auch ausgewogene Bewertungen sucht, wer sich durch einen erfahrenen Autor fundiert in ein Thema hineinführen lassen möchte, der greift besser zu einem Buch. Nicht zuletzt bieten Bücher eher Sponsor-unabhängige Informationen als kostenlos zugängige Publikationen.

Die Reihe »Altersmedizin in der Praxis« erhebt nicht den Anspruch, das weite und wachsende Gebiet der Altersmedizin vollständig darzustellen. Es geht vielmehr darum, einzelne für die altersmedizinische Praxis wichtige Themen aufzuarbeiten und in einer didaktisch gut aufbereiteten Form auf dem neuesten Wissensstand zu präsentieren.

An wen richtet sich die Reihe? Natürlich in erster Linie an Ärzte jeglicher Fachrichtung, die regelmäßig ältere Patienten in der Praxis, dem Krankenhaus oder in einem anderen Kontext betreuen. Die Bücher richten sich ebenfalls an Ärzte in Weiterbildung und an Studenten, aber auch an andere Professionelle des Gesundheitswesens, die Umgang mit älteren

Patienten haben. Die einzelnen Bände können dabei sowohl als fundierte Einführungen und Übersichten zu den jeweiligen Themen gelesen werden als auch als kompakte Nachschlagewerke für den Einsatz in der täglichen Praxis dienen.

Die Herausgeber

Johannes Pantel und Rupert Püllen

1 Einführung

1.1 Der geriatrische Patient mit Diabetes

1.1.1 Besonderheiten bei Diagnosestellung und Symptome des Diabetes im hohen Lebensalter

Anke Bahrmann

Geriatrische Patienten[1] sind Menschen, die ein höheres Lebensalter (meist 70 Jahre oder älter) und eine geratrietypische Multimorbidität aufweisen. Zudem werden alle Menschen über 80 Jahre als geriatrische Patienten definiert, da diese alterstypisch eine erhöhte Vulnerabilität aufweisen: z. B. für das Auftreten von Komplikationen und Folgeerkrankungen, die Gefahr der Chronifizierung sowie das Risiko eines Verlustes der Autonomie mit Verschlechterung des Selbsthilfestatus. Diese Patientengruppe weist einen hohen Grad an Gebrechlichkeit und Multimorbidität auf und erfordert einen ganzheitlichen Ansatz. Im Alter können sich Krankheiten mit einem veränderten Erscheinungsbild präsentieren und sind daher häufig schwer zu diagnostizieren.

Grundsätzlich sind die diagnostischen Kriterien für Diabetes im Alter nicht anders als bei jüngeren Patienten. Es gelten also die WHO-Kriterien:

---

1 Zugunsten einer lesefreundlichen Darstellung wird in diesem Text bei personenbezogenen Bezeichnungen in der Regel die männliche Form verwendet. Diese schließt, wo nicht anders angegeben, alle Geschlechtsformen ein (weiblich, männlich, divers).

1 Einführung

- Nüchtern-Plasma-Glukose ≥ 126 mg/dl (7,0 mmol/l)
- Zufalls-Plasma-Glukose ≥ 200 mg/dl (11,1 mmol/l) mit diabetestypischen Symptomen HbA1c ≥ 6,5 % (48 mmol/mol).
- 75-g-oraler-Glukosetoleranztest (OGTT) mit einer Nüchtern-Plasma-Glukose ≥ 126 mg/dl (7,0 mmol/l) oder einem 2-Stunden-Wert ≥ 200 mg/dl (11,1 mmol/l).

Für die Durchführung des OGTT bei älteren Menschen wird in der S2k-Leitlinie Diabetes mellitus im Alter der DDG (Bahrmann et al. 2018) keine Empfehlung ausgesprochen, da die unerwünschten Nebenwirkungen beträchtlich sind. Eine signifikante Verbesserung klinischer Endpunkte konnte bislang durch Diabetes-Screenings nicht klar belegt werden.

Für die funktionell wenig eingeschränkten Patienten (»funktionell unabhängige Patienten«) empfehlen wir aus pragmatischen Gründen nach § 25 SGB V ein Screening-Intervall von drei Jahren (Vorsorge-Check-up 35).

Für eine differenzierte Therapieplanung sollten ältere Menschen mit Diabetes in folgende funktionelle Gruppen eingeteilt werden (Bahrmann et al. 2018):

- *Funktionell unabhängig:* Ältere Menschen mit Diabetes und gutem funktionellen Status. Patienten mit wenig Komorbidität, allenfalls geringer kognitiver Einschränkung und guten Kompensationsmöglichkeiten.
- *Funktionell leicht abhängig:* Ältere Menschen mit Diabetes und eingeschränktem funktionellen Status. Patienten mit Multimorbidität, funktionellen und kognitiven Einschränkungen sowie geriatrischen Syndromen.
- *Funktionell stark abhängig:* Ältere Menschen mit Diabetes und extrem eingeschränktem funktionellen Status oder terminal erkrankte Menschen. Patienten mit Multimorbidität, geriatrischen Symptomen, ausgeprägten funktionellen und kognitiven Einschränkungen und Vorliegen von Erkrankungen mit limitierter Lebensprognose, z. B. terminale Herz-, Nieren- oder maligne Erkrankungen.
- Menschen, die sich in der unmittelbaren Sterbephase befinden.

Im hohen Lebensalter beginnt der Typ-2-Diabetes häufig mit unspezifischen Beschwerden wie Schwindel, Konzentrationsschwäche, erhöhte Infektanfälligkeit oder Sehstörungen (siehe folgenden Infokasten). Typische Symptome wie Polyurie (vermehrtes Wasserlassen) und Polydipsie (Durstgefühl) treten seltener auf, da das Durstgefühl bei älteren Menschen verringert ist und auch der Schwellenwert für die Glukoseausscheidung über die Niere erhöht sein kann. Treten eine ausgeprägte Polyurie, Polydyspie und Gewichtsverlust im hohen Lebensalter bei Manifestation eines Diabetes auf, sollte auch an die Manifestation eines Typ-1-Diabetes mellitus/LADA gedacht werden. Der LADA (Latent Autoimmune Diabetes in Adults) ist mit einem langsameren Verlust der Betazellfunktion verbunden. Beim LADA ist ein rasches Versagen oraler Antidiabetika zu erwarten. Bei Verdacht auf LADA wird die Bestimmung von Diabetes-typischen Autoantikörpern (Inselzell-, GAD-, IA-2-Antikörper) empfohlen. Es sind auch einige Manifestationen eines autoimmunen Diabetes bei über 90-Jährigen bekannt.

Symptome des Diabetes im höheren Lebensalter (BÄK 2021)

Häufige Symptome:

- Schwindel, Sturzneigung
- Konzentrationsschwäche
- Sehstörungen
- Flüssigkeitsverlust, trockene Haut, Juckreiz, Austrocknung (Exsikkose) mit Kollapsneigung und Verwirrtheit
- Müdigkeit, Schwäche
- Erhöhte Infektanfälligkeit
- Wundheilungsstörungen
- Depressive Verstimmung
- Symptome durch Folgeerkrankungen, z. B. Kribbelgefühl der Beine durch diabetische Polyneuropathie
- Verschlechterung einer bestehenden Harninkontinenz

1 Einführung

Seltenere Symptome:

- Vermehrtes Wasserlassen (Polyurie)
- Vermehrtes Durstgefühl (Polydipsie)

Bei Neuauftreten von kognitiven Störungen oder auch Akuterkrankungen wie Schlaganfall oder Herzinfarkt sollte das Vorliegen eines Diabetes mellitus in Betracht gezogen werden und eine entsprechende Diagnostik erfolgen. Anlassbezogene Blutglukosekontrollen sollten durchgeführt werden, wenn z. B. blutglukoseerhöhende Medikamente wie Kortison eingesetzt werden.

Merke

Geriatrische Patienten sind Menschen, die ein höheres Lebensalter (meist 70 Jahre oder älter) und eine geratrietypische Multimorbidität aufweisen, zudem alle Menschen über 80 Jahre. Im hohen Lebensalter beginnt der Typ-2-Diabetes häufig mit unspezifischen Beschwerden wie Schwindel, Konzentrationsschwäche, erhöhte Infektanfälligkeit oder Sehstörungen. Grundsätzlich sind die diagnostischen Kriterien für Diabetes im Alter nicht anders als bei jüngeren Patienten. Es gelten also die WHO-Kriterien. Eine differenzierte Therapieplanung sollte nach Funktionalität und im Hinblick auf die Multimorbidität des Betroffenen erfolgen.

Literatur

Bahrmann A et al. S2k- Leitlinie Diagnostik, Therapie und Verlaufskontrolle des Diabetes mellitus im Alter. AWMF-Register-Nr.: 057–017, Diabetologie und Stoffwechsel 2018; 13:423–492.
Bundesärztekammer (BÄK), Kassenärztliche Bundesvereinigung (KBV), Arbeitsgemeinschaft der Wissenschaftlichen Medizinischen Fachgesellschaften (AWMF). Nationale VersorgungsLeitlinie Typ-2-Diabetes – Teilpublikation der Langfassung, 2. Auflage. Version 1. 2021
Hodeck K, Bahrmann A. Pflegewissen Diabetes. Springer Verlag, Heidelberg, 2014

1.1.2 Geriatrische Syndrome und Diabetes

Jürgen Wernecke

Geriatrische Syndrome charakterisieren typische Funktionseinschränkungen geriatrischer Patienten. Patienten mit Diabetes im Alter sind davon in der Regel stärker betroffen als ältere Patienten ohne Diabetes.

1.1.2.1 Frailty und Sarkopenie

Frailty, das Syndrom der Gebrechlichkeit, und Sarkopenie sind geriatrische Syndrome, die erhebliche Überlappungen zeigen: Frailty mit den wesentlichen Charakteristika Mangelernährung und insbesondere Sarkopenie wurde in den letzten Jahren vermehrt untersucht. Allerdings ist die Zahl randomisiert-kontrollierter Studien begrenzt. Unter verschiedenen Definitionsversuchen hat sich die Minderung von Muskelfunktion und Kraft, gemessen z.B. an Gehgeschwindigkeit und Handkraft, durchgesetzt (Rockwood et al. 2005). Neben den beschriebenen organischen Defiziten wird dem Frailty-Syndrom aber zunehmend auch eine psychosoziale Dimension im Sinne von höherer psychischer und sozialer Verletzbarkeit zugeordnet (Bergman et al. 2007). Auffällig ist die starke Korrelation des Frailty-Syndroms mit erhöhter Mortalität (Vetrano et al. 2014). In der Gruppe der über 65-Jährigen rechnet man mit einer Häufigkeit von etwa 5–10%. Dabei erscheint Diabetes als eigenständiger Risikofaktor durch eine verschlechterte muskuläre Funktion und daher wesentlich höherem Risiko für ein Frailty-Syndrom (Vetrano et al. 2014). Dieses zusätzliche Risiko bei Diabetes wird als Folge einer muskulären Schädigung durch erhöhte Blutzuckerspiegel, chronische Inflammation, Insulinresistenz und noch unbekannten genetischen Faktoren, die bei Diabetes gehäuft vorkommen, interpretiert. Neben den in den letzten Jahren nachgewiesenen deutlich positiven Auswirkungen einer Bewegungstherapie mit Krafttraining (Pariser et al. 2014, Bendayan et al. 2014) auf dem Boden einer ausreichenden kalorischen und Eiweiß-reichen Ernährung (Bauer et al. 2013) klingen erste Ergebnisse von Antikörperstudien zum gesteigerten Muskelaufbau interessant (Rooks et al. 2017).

> **Merke**
>
> Frailty (Gebrechlichkeit) ist eine multifaktorielle Funktionseinschränkung, die mit einer erhöhten psychosozialen Verletzbarkeit, den Charakteristika von Sarkopenie und Mangelernährung sowie einer erhöhten Mortalität einhergeht.

1.1.2.2 Demenz

Menschen mit Diabetes mellitus Typ 2 im Alter zeigen gegenüber Kontrollpersonen ohne Diabetes ein ungefähr doppelt so hohes Risiko für eine demenzielle Entwicklung. Wahrscheinlich gilt die gleiche Häufung auch für einen Diabetes mellitus Typ 1 (Whitmer 2015). Störungen von Gedächtnis, Handlungsplanung, -ausführung und -steuerung, sowie Psychomotorik und Aufmerksamkeit steigern das Risiko von Behandlungsfehlern in der Selbsttherapie des Diabetes, können die Stoffwechseleinstellung deutlich verschlechtern und Patienten gefährden (Sinclair 2006). Insbesondere schwere Hypoglykämien erhöhen das Folgerisiko für Sturzverletzungen, maligne Herzrhythmusstörungen und auch wieder für eine weitere demenzielle Entwicklung. Gleichzeitig steigen aber auch die Risiken für andere geriatrische Syndrome wie Frailty, Sturzneigung oder Malnutrition (CDC 2014).

Leichte, umschriebene Kognitionseinschränkungen, das sogenannte Mild Cerebral Impairment (MCI), müssen nicht zwangsläufig in einer Demenz enden und lassen durchaus noch über längere Zeit eine eigenständige Diabetestherapie zu, die allerdings gut kontrolliert und den Fähigkeiten der Patienten angepasst sein sollte.

> **Merke**
>
> Demenz bei Diabetes: doppelt so häufig, verbunden mit deutlich mehr Stoffwechselentgleisungen, besondere Gefahren durch Hypoglykämien und kumulierender Risikofaktor für weitere geriatrische Syndrome.

1.1.2.3 Depression

Auch die Depression gehört zu den geriatrischen Syndromen, die bei Diabetes deutlich häufiger auftreten als ohne Diabetes. Betroffene Patienten sind einem wesentlich gesteigerten höheren Mortalitätsrisiko ausgesetzt (Kimbor et al. 2014). Ein Faktor könnte die erhöhte Suizidrate darstellen (Sarkar und Belhara 2014). Daher ist die regelmäßige, z. B. jährliche Kontrolle auf eine Depression durch ein entsprechendes Assessment und insbesondere die Beobachtung möglicher Anzeichen für Suizidalität anzuraten. Auslöser für eine Depression bei Diabetes scheinen nicht so sehr die Ängste vor diabetischen Folgekomplikationen, sondern vielmehr die Therapiebelastungen und auch die Isolation und Unsicherheiten, z. B. durch Gangunsicherheiten und Sturzgefahren bei Patienten mit diabetischer Polyneuropathie, zu sein. Eine auch mit der Depression assoziierte verminderte Fähigkeit zur Eigentherapie kann die Stoffwechsellage verschlechtern (Mut-Vitcu et al. 2016) und gleichzeitig wieder das Depressionsrisiko steigern. Auch hier ist ein Therapieansatz mit Förderung der körperlichen Aktivität und möglichst auch der sozialen Kontakte durch Gruppensport nachweislich sinnvoll. Interessanterweise sinkt das gesteigerte Mortalitätsrisiko einer Depression bei Älteren mit Diabetes unter Therapie wieder fast auf den Wert ohne vorliegenden Diabetes (Kimbor et al. 2014).

Zur Abgrenzung einer nicht selten von Patienten mit Depression beklagten Kognitionsstörung gegenüber einer wirklichen Demenz, die initial auch mit depressiven Verstimmungen einhergehen kann, kann die folgende ▶ Tabelle 1.1 aus der DDG Praxisleitlinie Diabetes im Alter (Zeyfang et al. 2018) hilfreich sein:

1 Einführung

Tab. 1.1: Differenzialdiagnose Demenz und Depression (nach Zeyfang et al. 2018)

	Demenz	Depression
Beginn	Schleichend	Eher schnell, anfangs rasch
Beschwerdeschilderung	Bagatellisierend, vage, Selbstüberschätzung	Aggravierend, detailliert, Selbstentwertung
Auffassungsfähigkeit	Gestört	Erhalten
Orientierungsstörung	Ja, nur zu Beginn nicht	Nein
Tagesschwankung	Eher Leistungstief abends	Eher Stimmungstief morgens
Kognitive Verschlechterung	Ja	Nein
Alltagskompetenz	Eingeschränkt	Erhalten
Soziale Aufgeschlossenheit	Erhalten	Eingeschränkt
Reaktion auf Leistungsanforderungen oder Versagen	Abwehr, Verleugnung, Projektion; Versuch, Fehler zu verbergen	Schuldgefühle, Versagensangst, kein Versuch, Fehler zu verbergen
Sprache, Praxie, visuell-räumliche Orientierung	Gestört	Ungestört
Erinnerungsschwäche	Ausgeprägter für kurz zurückliegende Ereignisse	Gleich stark für kurz und lang zurückliegende Ereignisse
Selektive Erinnerungslücken	Selten	Häufig
Reaktion auf Antidepressiva	Persistieren der kognitiven Symptome bei Rückbildung der Depression	Zumeist parallele Remission von kognitiven und depressiven Symptomen

> **Merke**
>
> Depression bei Diabetes: doppelt so häufig, bidirektionale Beeinflussung zwischen Diabetes und Depression, insbesondere im Alter auch gute nicht-medikamentöse Therapieansätze. Wichtigste Differenzialdiagnose: Demenz.

1.1.2.4 Harninkontinenz

Menschen mit Diabetes im Alter leiden deutlich häufiger an einer Urin- und Stuhlinkontinenz als Menschen ohne Diabetes (Jackson et al. 2005). Das Risiko für eine Funktionsstörung der Blase steigt mit der Diabetesdauer und der Ausprägung von Übergewicht (Jain und Parsons 2011). Neben der Glukosurie bei Stoffwechselentgleisungen ist die diabetische Zystopathie auf dem Boden einer Polyneuropathie spezifischer Hauptgrund für Stress-, Drang- und auch Überlaufinkontinenz (Mair und Madersbacher 2010). Daher sollte eine vorliegende Polyneuropathie immer Anlass für ein Screening auf eine Harninkontinenz sein. An nichtmedikamentösen Therapiemethoden ist das Training der Beckenbodenmuskulatur und ein regelmäßiges Blasenentleerungstraining zur Vermeidung von Blasenüberdehnungen zu erwähnen. Harnblasen-Dauerkatheter wären nur bei Ausschöpfung aller anderen Therapieoptionen zur Behandlung einer Überlaufblase indiziert. Die medikamentösen Therapieoptionen bestehen vornehmlich in der Vermeidung von Inkontinenz-fördernden Substanzen, wie Schleifendiuretika oder SGLT-2-Hemmer (▶ Kap. 2).

> **Merke**
>
> Harninkontinenz: typisch bei relevanter Glukosurie und diabetischer Zystopathie mit Polyneuropathie. Therapie: neben der Stoffwechseleinstellung Beckenbodengymnastik und soweit möglich Vermeidung von Diuretika und SGLT-2-Hemmern.

1.1.2.5 Chronischer Schmerz

Menschen mit Diabetes im Alter leiden häufiger an chronischen Schmerzen als ältere Menschen ohne Diabetes und sind gleichzeitig schlechter behandelt (Lindbauer et al. 2015). Hauptgrund ist die schmerzhafte diabetische Polyneuropathie, die in etwa 20–30 % aller Fälle mit diabetischer Polyneuropathie auftritt (Lechleitner et al. 2016). Chronische Schmerzen vermindern die Lebensqualität und Eigenständigkeit auch in der Selbsttherapie, fördern soziale Isolation und Depression und zeigen damit wieder deutliche negative Wechselwirkungen mit anderen geriatrischen Syndromen (Tran et al. 2015).

Ältere Menschen mit Diabetes und Hypertonie und/oder Hyperlipidämie und/oder Niereninsuffizienz sollten erst nach sorgfältiger Abwägung mit NSAR behandelt werden. Herzinsuffizienz, ischämische Herzerkrankung, periphere Arterienerkrankung und zerebrovaskuläre Erkrankung zählen seit 2013 zu den Kontraindikationen für NSAR.

> **Merke**
>
> Chronischer Schmerz bei Diabetes: häufig durch Polyneuropathie, Wechselwirkung mit anderen geriatrischen Syndromen, insbesondere Depression.

Literatur

Bauer J, Biolo G, Cederholm T et. al. (2013) Evidence-based recommendations for optimal dietary protein intake in older people: a position paper from the PROT-AGE Study Group. J Am Med Dir Assoc; 14(8):542–59.

Bendayan M et al. (2014) Therapeutic Interventions for Frail Elderly Patients: Part II. Ongoing and Unpublished Randomized Trials, Progress in Cardiovascular Diseases; 57, Issue 2: 144–151

Bergman H et al. (2007) Frailty: an emerging research and clinical paradigm – issues and controversies. J Gerontol A Biol Sci Med Sci;62:731–737

Centers of Disease Control and Prevention (CDC) (2014) National diabetes statistics report: estimates of diabetes and its burden in the United States 2014: https://www.cdc.gov/diabetes/data/statistics/statistics-report.html [cited 2017-05-25].

Jackson SL et al. (2005) Urinary incontinence and Diabetes in Postmeopausal Women. Diabetes care; 28: 1730–1738

Jain P, Parsons M (2011) The effects of obesity on the pelvic floor. The Obstetrician & Gynaecologist; 13:133–142

Kimbor et al. (2014) Depression and All-Cause Mortality in Persons with Diabetes Mellitus: Are Older Adults at Higher Risk? Results from the Translating Research Into Action for Diabetes Study, JAGS; 62: 2017–2022.

Lechleitner M et.al. (2016) Diabetische Neuropathie. Wien Klin Wochenschr; 128 Suppl 2: S73–9

Lindbauer N et al. (2015) Therapie nozizeptiver Schmerzen bei Patienten mit Diabetes mellitus, Diabetologe; 11(6):490–5.

Mair D, Madersbacher H (2010) Diabetes mellitus und Harninkontinenz. Früherkennung kann Sekundärschäden vermeiden. ProCare. Pflegepraxis; 15(9):4–28.

Mut-Vitcu G, Timar B, Timar R et.al. (2016) Depression influences the quality of diabetes-related self-management activities in elderly patients with type 2 diabetes: a cross-sectional study. Clin Interv Aging; 11:471–9.

Pariser G, Hager K, Gillette P et.al. (2014) Active steps for diabetes: a community-campus partnership addressing frailty and diabetes. Diabetes Educ; 40(1):60–67

Rockwood K et al. (2005) A global clinical measure of fitness and frailty in elderly people. CMAJ;173(5):489–95

Rooks D et al. (2017) Treatment of Sarcopenia with Bimagrumab: Results from a Phase II, Randomized, Controlled, Proof-of-Concept Study, JAGS; 65: 1988–1995

Sarkar S, Balhara YPS (2014) Diabetes mellitus and suicide. Indian J Endocrinol Metab; 18(4):468–74.

Sinclair AJ (2006) Special Considerations in Older Adults With Diabetes: Meeting the Challenge. Diabetes Spectrum; 19(4):229–33.

Tran C et al. (2015) Acute painful diabetic neuropathy: an uncommon, remittent type of acute distal small fibre neuropathy. Swiss Med Wkly; 145:w14131.

Vetrano et al. (2014) Association of sarcopenia with short- and long-term mortality in older adults admitted to acute care wards: results from the CRIME study. J Gerontol A Bio Sci Med; 69: 1154–1161

Whitmer R (2015) Oral Presentation 2015 on the Alzheimer's Association. International Conference Washington DC

Zeyfang A, Wernecke J, Bahrmann A (2018) Praxisleitlinie Diabetes im Alter. Diabetologie und Stoffwechsel Supplement 2: 185–191

1.2 Begleit- und Folgeerkrankungen

1.2.1 Retinopathie

Marcus Blum

1.2.1.1 Das Auge

Die wesentlichen Strukturen des Auges sind die Hornhaut (Cornea), die vordere Augenkammer, die Regenbogenhaut (Chorioidea), die hintere Augenkammer, die Linse, der Glaskörper und die Netzhaut (Retina).

Die Cornea wird durch den Tränenfilm feucht gehalten, ein instabiler Tränenfilm führt bei der sehr gut sensibel innervierten Hornhaut zu Beschwerden. Die vordere Augenkammer ist mit Kammerwasser gefüllt. Die Iris stellt mit der Pupille die Blende des optischen Systems dar. Ein Bestandteil der Regenbogenhaut ist der Ziliarkörper (Corpus ciliare) mit dem Ziliarmuskel. Dieser Muskel reguliert über die Zonulafasern die Form der Linse und ist hauptverantwortlich für die Nah- und Ferneinstellung des Auges. Weiterhin wird im Ziliarkörper das Kammerwasser gebildet.

Durch die Pupille fließt das Kammerwasser von der hinteren in die vordere Augenkammer, wo es über den Kammerwinkel abfließt. Wird das Gleichgewicht zwischen Produktion und Abfluss des Kammerwassers gestört, kann es zum Druckanstieg im Auge kommen.

Die Linse besteht aus dem Kern und der Rinde, welche von einer Kapsel umhüllt wird und an den Zonulafasern aufgehängt ist. Die Dicke der Linse weist eine hohe Altersabhängigkeit auf. Durch Alter, Trauma und auch Stoffwechselkrankheiten kann es zu einer Trübung der Linse kommen, welche zu einem Abfall der Sehschärfe führt.

Was ist im Alter anders?

Viele ältere Menschen leiden unter einem »trockenen Auge« (Keratokonjuctivitis sicca) – dieses wird durch Diabetes mellitus verstärkt. Die

> Benetzung der Oberfläche wird durch mehrfaches Tropfen von künstlichen Tränen verbessert.
> Bei älteren Menschen spricht die Pupille schlechter auf Pupillenerweiterungstropfen an – Diabetes mellitus führt zur weiteren Verschlechterung. Mehrfaches Tropfen ist häufig erforderlich.
> Die Katarakt (»graue Star«) ist eine alterskorrelierte Eintrübung der Augenlinse, die durch eine Operation entfernt und durch eine Kunstlinse ersetzt wird. Diabetes beschleunigt die Eintrübung der Linse.

Der Glaskörper (Corpus vitreum) füllt den Großteil des Inneren des Auges. Die Choreoidea besteht im Wesentlichen aus Blutgefäßen und 85 % des Blutvolumens fließt durch diese Schicht. Sie steht in enger Beziehung zur 3. Schicht, der Netzhaut (Retina). Die Retina bildet den sensorischen Anteil des Auges, Erkrankungen der Retina werden als »Retinopathie« bezeichnet. Im zentralen hinteren Bereich der Netzhaut befindet sich die Makula lutea mit der Fovea. Anatomisch ist die Netzhaut ein »vorgestülpter« Teil des Gehirns. Ein kompliziertes Geflecht von Nervenzellen verarbeitet die Lichtreize. Im Gegensatz zur sehr gut sensibel versorgten Hornhaut hat die Netzhaut keine sensible Innervation – bei Auftreten einer Retinopathie bemerkt der Patient nur, dass seine Sehkraft schlechter wird.

Die Nervenfasern der Netzhaut (3. Neuron) treten als Nervus opticus aus dem Augapfel und leiten über Chiasma und Sehbahn zur occipitalen Schrinde.

1.2.1.2 Basisuntersuchung des Auges bei Diabetes mellitus

Anamnese

Häufig machen Patienten nur sehr allgemeine Angaben über ihre Sehstörung – das Sehen »sei halt schlecht«, es sei »verschwommen« oder »unscharf« – es werde immer schlimmer...
Durch gezielte Fragen kann ein klareres Bild gewonnen werden:

1 Einführung

1. Hat der Patient eine Brille für die Ferne, zum Lesen oder beides? Der Abbildungsfehler des optischen Systems muss korrigiert werden, d. h. die Sehtestung immer mit der bestmöglichen Sehhilfe. Dass ein älterer Mensch z. b. eine Lesebrille benötigt und beim Absetzen der Brille nicht mehr lesen kann, ist normal (Altersichtigkeit = Presbyopie) und kein Zeichen einer Augenerkrankung.
2. Kann er/sie noch Zeitungsdruck lesen? Ist dies möglich, beträgt die Sehschäfte 0,4 oder mehr.
3. Hat der Patient durch Abdecken geprüft, ob die Sehstörung auf beiden Augen oder nur auf einem Auge vorliegt? Ist die Sehstörung einseitig, muss der Patient einem Augenarzt vorgestellt werden. Ist sie beidseitig, könnte z. b. auch ein Schlaganfall der Sehrinde die Ursache sein.
4. Ist die Sehstörung plötzlich aufgetreten oder hat sie sich langsam entwickelt? Plötzliche Sehstörungen, deren Ursache unklar ist, sollten umgehend einem Augenarzt vorgestellt werden!
5. Bestehen Schmerzen? Schmerzen zusätzlich zur Sehstörung sind immer abklärungsbedürftig. Sie sind *kein* Zeichen der diabetischen Retinopathie.
6. Bestehen Doppelbilder? Im Rahmen einer Polyneuropathie sind auch Lähmungen von Augenmuskeln möglich.

Untersuchung

Durch Inspektion können Veränderungen wie Tränenfluss, Rötungen, Schwellungen und Verklebungen des äußeren Auges feststellt werden. Da die Hornhaut des Auges sehr empfindlich ist, gehen äußerliche Affektionen des Auges mit Druckgefühl und/oder Schmerzen einher und das betroffene Auge wird zugekniffen.

Das Palpieren der Augäpfel ist sehr ungenau, aber ein akuter Druckanstieg kann im Seitenvergleich mit dem anderen Auge (und dem eigenen Auge des Untersuchers!) erkannt werden. Eine Pupillendifferenz kann durch Beleuchtung mit einer Taschenlampe festgestellt werden.

Die exakte Untersuchung des Auges an der Spaltlampe, Testung des Gesichtsfeldes (Perimetrie) und die Ophthalmoskopie ist in der Regel dem Augenarzt vorbehalten.

1.2.1.3 Stadien und Therapie bei Netzhauterkrankung

Epidemiologie

Die Diabetische Retinopathie ist eine Mikroangiopathie, die zur Leckage und/oder Verschluss der Kapillaren führt und damit ein Ödem oder eine Ischämie der Retina verursacht. Neben den Blutzuckerschwankungen ist die bestehende Hypertonie eine Hauptursache. Die Häufigkeit der Diabetischen Retinopathie ist stark von der Dauer der Erkrankung abhängig. In älteren Studien waren nach 20 Jahren Diabetesdauer bis zu 90 % der Menschen mit Typ-2-Diabetes von Netzhautveränderungen betroffen. Neuere Studien zeigen einen Rückgang, noch immer ist aber jeder 3.–4. Patient betroffen. Deshalb sollte jeder Patient auch im höheren Alter, bei Diagnosestellung routinemäßig einmal einem Augenarzt vorgestellt werden.

Formen der Diabetischen Retinopathie:

- Keine Retinopathie
- Milde und mäßige nicht proliferative diabetische Retinopathie
- Schwere nicht proliferative Retinopathie
- Diabetische Makulopathie
- Proliferative diabetische Retinopathie

Milde und mäßige nicht-proliferative Retinopathie

Die Netzhautgefäße zeigen erste Mikroaneurysmen. Diese milden Veränderungen verursachen keine Sehstörung und keine Schmerzen. Bei Fortschreiten zur mäßigen Form treten Blutungen in der Netzhaut hinzu und perlschnurartige Venen. Eine gute Stoffwechsel- und konsequente Blutdruckeinstellung sind Eckpfeiler der Therapie. Diagnostisch kann die

Floureszensangiografie hilfreich sein, um die Veränderungen zu klassifizieren.

Schwere nicht proliferative Retinopathie

Es bestehen Mikroaneurysmen und multiple Blutungen in allen vier Quadranten der Netzhaut, perlschnurartigen Venen und intraretinale mikrovaskuläre Anomalien (IRMA). Bei vielen Patienten wird in diesem Stadium mit einer Laserbehandlung begonnen.

Diabetische Makulopathie

Bei der diabetischen Makulopathie entsteht ein Ödem in der Makula aufgrund der Permeabilitätsstörung und Okklusion von Kapillaren. Der Sehverlust entwickelt sich schleichend. Neben einer gezielten Laserkoagulation der Leckstellen gibt es seit einigen Jahren Medikamente, die in das Auge injiziert werden können und das Ödem günstig beeinflussen.

Proliferative diabetische Retinopathie

Die proliferative diabetische Retinopathie ist durch Wucherung von irregulären, fragilen Gefäßen gekennzeichnet. Eine Glaskörperblutung führt zu einer dramatisch schnellen Sehverschlechterung, starke Schmerzen können bei Verlegung des Abflusses des Kammerwassers auftreten (sekundäres neovaskuläres Glaukom – Gefahr der Erblindung).

Zunächst sollte die Makulopathie gezielt behandet werden, dann wird mit einer flächenhaften Laserkoagulation (»panretinal«) unter Aussparung der Makula die Netzhaut verödet. In fortgeschrittenen Fällen muss der Augenarzt mit einer Operation den Glaskörper entfernen (Vitrektomie).

> **Merke**
>
> Die Häufigkeit der Diabetischen Retinopathie ist stark von der Dauer der Erkrankung abhängig. In älteren Studien waren nach 20 Jahren

Diabetesdauer bis zu 90% der Menschen mit Typ-2-Diabetes von Netzhautveränderungen betroffen. Neuere Studien zeigen einen Rückgang, noch immer ist aber jeder 3.-4. Patient betroffen. Deshalb sollte jeder Patient auch im höheren Alter bei Diagnosestellung routinemäßig einmal einem Augenarzt vorgestellt werden.

1.2.2 Diabetestherapie bei geriatrischen Patienten mit Niereninsuffizienz

Ralf Schiel, Antje Steveling und Günter Stein

1.2.2.1 Epidemiologie und Beurteilung der Nierenfunktion

Populationsbezogen zeigen Menschen über 65 Jahre eine physiologische Reduktion der Nierenfunktion. Der QuaSi-Niere-Bericht »Bericht über Dialysebehandlung und Nierentransplantation in Deutschland 2006/2007« (Frei und Schober-Halstenberg 2008) zeigte, dass 69% der Patienten, die mit einer Nierenersatztherapie begonnen hatten, sowie 55% der prävalenten Patienten 65 Jahre und älter waren. Es wurden 2006 bundesweit 6.863 Patienten neu in das Register aufgenommen. Bei diesen Patienten war die zweithäufigste Ursache für das terminale Nierenversagen nach der Glomerulonephritis der Diabetes mellitus (23% der Betroffenen). In der Altersklasse der 60–79-jährigen niereninsuffizienten Patienten lag der Anteil der Menschen mit Diabetes mellitus sogar noch deutlich höher.

Als wichtigster Parameter zur Beurteilung der Nierenfunktion gelten heute die Messung der Kreatinin-Clearance bzw. die Abschätzung der glomerulären Filtrationsrate (eGFR: »estimated glomerular filtration rate«). Grundlagen für die Bestimmung ist das Volumen des Harns, das von beiden Nieren pro Zeiteinheit gebildet wird. Die Berechnung der eGFR ist im Gegensatz zur Messung der Kreatinin-Clearance im 24-h-Sammelurin die »alltagstauglichere« Methode. Die eGFR wird auf der Grundlage der CKD-EPI-Formel (oder der MDRD-Formel) berechnet. Die MDRD-Formel ist allerdings nicht für Ältere validiert. Niedrige Kreatininwerte bei

1 Einführung

Sarkopenie täuschen eine gute Kreatinin-Clearance vor. Im hohen Lebensalter wird daher oft die Cockroft-Gault-Formel verwendet. Liegt die eGFR bei ≥ 90 ml/min/1,73 m², ist von einer normalen Nierenfunktion auszugehen. Bei Werten darunter liegt eine verminderte Nierenfunktion vor (International Society of Nephrology 2012). In einer großen Untersuchung mit über 10.000 Menschen wurde nachgewiesen, dass der Abfall der Nierenfunktion (eGFR) bei Männern ca. 1,4 ml/min/1,73 m²/Jahr im Alter über 65 Jahren und ohne Diabetes beträgt. Liegt dagegen ein Diabetes mellitus vor, so steigt der jährliche Abfall der eGFR auf ca. 2,7 ml/min/1,73 m². Ähnliche Zahlen ergeben sich für Frauen: Hier beträgt der Abfall der eGFR im Alter über 65 Jahren und ohne Diabetes 0,8 ml/min/1,73 m²/Jahr, wenn gleichzeitig ein Diabetes besteht: 2,1 ml/min/1,73 m²/Jahr (Hemmelgarn et al. 2006).

Ein weiterer wichtiger Parameter zur Beurteilung der Nierenschädigung bei Patienten mit Diabetes mellitus ist die Albuminausscheidung im Harn. Das Protein Albumin wird bei normaler Nierenfunktion nicht bzw. nur in sehr geringen Mengen mit dem Urin ausgeschieden. Bei gestörter Nierenfunktion können allerdings erhebliche Mengen im Urin nachweisbar sein. Zur exakten Beurteilung wird die Menge des ausgeschiedenen Albumins auf das Kreatinin, ein wichtiges Stoffwechselprodukt, das ebenfalls über die Niere ausgeschieden wird, bezogen (Albumin-Kreatinin-Ratio: »ACR«) (Merker et al. 2018).

Nierenfunktion bei Diabetes mellitus

Eine Nierenfunktionsstörung kann bei Typ-1- und Typ-2-Diabetes mellitus auftreten (diabetische Nephropathie). Kennzeichen der diabetischen Nephropathie sind die Albuminausscheidung im Urin (veränderte ACR), die Abnahme der eGFR und die Entwicklung oder Zunahme einer arteriellen Hypertonie und Dyslipoproteinämie (Merker et al. 2018).

1.2.2.2 Screening und Diagnostik

Als wichtigste Screeningmethoden sollten bei Patienten mit Diabetes mellitus Typ-1 ab fünf Jahre nach Diagnosestellung, bei Typ-2 sofort nach

Diagnosestellung mindestens einmal jährlich die ACR im ersten Morgenurin und die Abschätzung der GFR erfolgen. Von einer diabetischen Nephropathie ist auszugehen, wenn nach Ausschluss von Störfaktoren (z. B. Harnwegsinfektion oder stärkere körperliche Anstrengung am Vortag) jeweils in zwei Proben, die innerhalb von drei Monaten analysiert wurden, eine ACR ≥ 30 mg Albumin/g Kreatinin besteht (Merker et al. 2018) (▶ Tab. 1.2). Bei Patienten mit Diabetes kann eine eingeschränkte Nierenfunktion (z. B. bei ischämischer Nephropathie) mit oder ohne Albuminurie auftreten. Die alleinige Bestimmung der ACR reicht somit nicht aus. Parallel sollte die eGFR bestimmt werden. Eine verminderte eGFR macht eine Aussage zum Stadium der Nierenfunktionseinschränkung (International Society of Nephrology 2012) (▶ Tab. 1.3).

Tab. 1.2: Einteilung der Albuminausscheidung im Harn (mg Albumin/g Kreatinin) (modifiziert nach Merker et al. 2018)

Einteilung	mg Albumin/g Kreatinin
Normal	< 30
Mikroalbuminurie	30–300
Makroalbuminurie	300–3000
»Große Proteinurie«	> 3000

Tab. 1.3: Nierenfunktion beurteilt nach der glomerulären Filtrationsrate (GFR) (modifiziert nach International Society of Nephrology 2012)

Stadium	Nierenfunktion	Glomeruläre Filtrationsrate (eGFR) in ml/min/ 1,73 m^2
G1	Normal oder hoch	≥ 90
G2	Leicht vermindert	60–89
G3a	Leicht bis moderat vermindert	45–59
G3b	Moderat bis schwer vermindert	30–44

Tab. 1.3: Nierenfunktion beurteilt nach der glomerulären Filtrationsrate (GFR) (modifiziert nach International Society of Nephrology 2012) – Fortsetzung

Stadium	Nierenfunktion	Glomeruläre Filtrationsrate (eGFR) in ml/min/ 1,73 m^2
G4	Schwer vermindert	15–29
G5	Nierenversagen	< 15

1.2.2.3 Behandlungsziele bei älteren Menschen mit Diabetes mellitus

Durch eine nahe normoglykämische Stoffwechseleinstellung können das Auftreten oder die Progression einer diabetischen Nephropathie vermieden werden. Bei älteren Menschen dagegen ist eine Stoffwechseleinstellung mit »niedrigem« HbA1c nicht ungefährlich: Die derzeit gültigen Praxisempfehlungen der Deutschen Diabetes Gesellschaft (DDG) (Zeyfang et al. 2021) berichten von einer relativ hohen Hypoglykämiehäufigkeit bei älteren Menschen in Pflegeheimen. Eine weitere Zunahme der Inzidenz von Hypoglykämien wird bei Patienten mit Nieren- und Herzinsuffizienz beobachtet. Gerade Hypoglykämien aber sind erhebliche Risikofaktoren für Stürze und nachfolgende Komplikationen (z. B. Frakturen und deren Behandlung, dauerhafte Immobilität) und kardiale Ereignisse (z. B. Herzrhythmusstörungen). Sie sollten deshalb dringend vermieden werden. Andererseits bieten moderne orale Antidiabetika, injizierbare Präparate und Insuline neue Optionen, die den Grundsatz der Therapie älterer Menschen, höhere Blutzuckerwerte und niedriger therapeutischer Aufwand, relativieren.

Mittlerweile stehen orale Antidiabetika zur Verfügung, die renale Endpunkte (Verdopplung des Serumkreatinins, Einleitung eines Nierenersatzverfahrens, Neuauftreten einer Makrolbuminurie) reduzieren (SGLT-2-Hemmer bzw. einige GLP-1 Analoga). Liegt ein hohes Risiko für ein renales Ereignis vor, kann nach individueller Risikoabschätzung und gemeinsamer Entscheidungsfindung entsprechend der Nationalen Versorgungsleitlinie nach Ausschöpfung der nichtmedikamentösen Basistherapie eine Kombinationstherapie mit Metformin und SGLT-2-Hemmer/ oder GLP-1 Analoga begonnen werden. Voraussetzung ist, dass keine Kontraindikationen für diese Substanzgruppen vorliegen. Immer wichtiger scheint die individuelle Therapieentscheidung bezogen auf jeden einzelnen geriatrischen Patienten, seine Fähigkeiten und Möglichkeiten sowie die zu erreichende Qualität der Stoffwechseleinstellung zu sein. Vor diesem Hintergrund sollte heute für geriatrische Patienten die Strategie der Diabetestherapie (z. B. orale und/oder zu injizierende Antidiabetika oder Insulintherapie) gewählt werden. Hinsichtlich der Nierenfunktion muss beachtet werden, dass einige Präparate bei eingeschränkter Nierenfunktion kontraindiziert sind oder in ihrer Dosierung deutlich reduziert werden müssen. Durch eingeschränkte Nierenfunktion können ein verlangsamter Insulinabbau, eine reduzierte Glukoneogenese in der Niere sowie die verzögerte renale Elimination mit der Folge einer verlängerten Halbwertszeit und Wirkungsverstärkung resultieren (Merker et al. 2018, Meißner 2018, Editorial 2013).

1.2.2.4 Therapie mit oralen Antidiabetika

Biguanide, alpha-Glukosidase-Inhibitoren, Sulfonylharnstoffe, Glinide, Glitazone, GLP-1-Rezeptoragonisten, DPP-4-Inhibitoren und SGLT-2-Inhibitoren können, wenn keine anderen Kontraindikationen vorliegen, uneingeschränkt bei Patienten mit einer eGFR $\geq$ 90 ml/min/1,73 m^2 appliziert werden. Liegt dagegen ein Abfall der Nierenfunktion vor, müssen ein erhöhtes Risiko für Nebenwirkungen und/oder eine Dosisreduktion in Erwägung gezogen werden. Bei einer eGFR von 59–45 ml/min/1,73 m^2 empfehlen die Praxisleitlinien den »vorsichtigen« Einsatz von Biguaniden (Metformin), Sulfonylharnstoffen (Glibenclamid, Glimepirid, Gliquidon), der GLP-1-Rezeptoragonisten, der DPP-4-Inhibitoren Saxagliptin und Sitagliptin sowie der SGLT-2-Inhibitoren. Acarbose, Repaglinid, Nateglinid, Pioglitazon, Liraglutid, Duraglutid und Semaglutid können ggf. nach Dosisanpassung noch appliziert werden können. Bei weiterer Abnahme der eGFR nehmen die Möglichkeiten der zu verordnenden Medikamente weiter ab oder erfordern weitere Kontrolluntersuchungen zur Risikominimierung. Ab einer eGFR unter 30 ml/min/1,73 m² sind die meisten Substanzen kontraindiziert, bis auf Empagliflozin (bis 20 ml/min/1,73 m²) und Dapagliflozin (bis 25 ml/min/1,73 m²) (Merker et al. 2018, Bohnert und Heni 2018) (▶ Tab. 1.4).

Eine besondere Bedeutung kommt vor dem Hintergrund der individualisierten Therapie »neueren/moderneren« Antidiabetika zu (Davies et al. 2018). In der Therapie von Patienten mit Typ-2-Diabetes ist für SGLT-2-Inhibitoren in mehreren Studien eine verringerte kardiovaskuläre und renale Ereignisrate nachgewiesen worden (Zinman et al. 2017, BÄK 2021). Die untersuchten Personen waren keine geriatrischen Patienten, trotzdem deuten pathophysiologische Untersuchungen darauf hin, dass mit SGLT-2-Inhibitoren auch in dieser Altersgruppe eine direkte positive Wirkung auf kardiovaskuläre Funktionen erzielt werden kann (BÄK 2021, Verma et al. 2016). Ähnliche Daten liegen im Hinblick auf die diabetische Nephropathie vor: Mit der Verbesserung der Stoffwechseleinstellung gehen positive Effekte auf den Verlauf des Nierenfunktionsverlustes einher (BÄK 2021). Es muss jedoch berücksichtigt werden, dass der Effekt auf die Glykämiekontrolle mit zunehmendem Nierenfunktionsverlust nachlässt. Die nationale Versorgungsleitlinie (NVL) (BÄK 2021) empfiehlt eine individuelle Risikoabschätzung und gemeinsame Entscheidungsfindung, wenn ein hohes Risiko für ein renales Ereignis voliegt. Nach Ausschöpfung der nichtmedikamentösen Basistherapie wäre entweder eine Monotherapie mit Metformin oder auch eine Kombinationstherapie mit Metformin und SGLT-2-Hemmer oder eine Monotherapie mit SGLT2 unter Beachtung der sogenannten »sick day«-Pausen (oder entsprechendem GLP-1-Analogon, das den gewünschten renalen Endpunkt senkt) möglich.

1.2.2.5 Therapie mit Insulin

Eine Insulintherapie ist auch bei geriatrischen Patienten die Behandlung der Wahl, wenn bei Ausschöpfung einer Ernährungsmodifikation und anderer medikamentöser Interventionen eine ausreichende Blutglukoseeinstellung nicht zu erreichen ist. Zu beachten ist, dass Insulin glomerulär filtriert und auch tubulär metabolisiert wird. Bei Verschlechterung der Nierenfunktion verlängert sich daher die Halbwertszeit des zirkulierenden

1.2 Begleit- und Folgeerkrankungen

Tab. 1.4: Stadiengerechter Einsatz von Antidiabetika bei verminderter Nierenfunktion (modifiziert nach: Merker et al. 2018 und Bohnert und Heni 2018)

Substanz-klasse	Substanz	G2 (GFR 60–89 ml/min/ 1,73 m²)	G3a (GFR 45–59 ml/min/ 1,73 m²)	G3b (GFR 30–44 ml/min/ 1,73 m²)	G4 (GFR 15–29 ml/min/ 1,73 m²)	G5 (GFR < 15 ml/min/ 1,73 m²)	Hypoglyk-ämiegefahr
Biguanide	Metformin	Keine Dosisreduktion erforderlich	Dosisreduktion	Dosisreduktion	Kontraindikation	Kontraindikation	Nein
α-Glukosidase-Inhibitoren	Acarbose	Keine Dosisreduktion erforderlich	Keine Dosisreduktion erforderlich	Keine Dosisreduktion erforderlich	Kontraindikation	Kontraindikation	Nein
Sulfonyl-harn-Stoffe	Glibenclamid	Keine Dosisreduktion erforderlich	Dosisreduktion	Dosisreduktion	Kontraindikation	Kontraindikation	Ja
	Glimepirid	Keine Dosisreduktion erforderlich	Dosisreduktion	Dosisreduktion	Kontraindikation	Kontraindikation	Ja
	Gliquidon	Keine Dosisreduktion erforderlich	Dosisreduktion	Dosisreduktion	Kontraindikation	Kontraindikation	Ja
Glinide	Repaglinid	Keine Dosisreduktion erforderlich	Keine Dosisreduktion erforderlich	Keine Dosisreduktion erforderlich	Keine Dosisreduktion erforderlich	Kontraindikation	Ja

Tab. 1.4: Stadiengerechter Einsatz von Antidiabetika bei verminderter Nierenfunktion (modifiziert nach: Merker et al. 2018 und Bohnert und Heni 2018) – Fortsetzung

Substanz-klasse	Substanz	G2 (GFR 60–89 ml/min/ 1,73 m²)	G3a (GFR 45–59 ml/min/ 1,73 m²)	G3b (GFR 30–44 ml/min/ 1,73 m²)	G4 (GFR 15–29 ml/min/ 1,73 m²)	G5 (GFR < 15 ml/min/ 1,73 m²)	Hypoglyk-ämiegefahr
	Nateglinid	Keine Dosis-reduktion erforderlich	Keine Dosis-reduktion erforderlich	Keine Dosis-reduktion erforderlich	Kontraindikation	Kontraindikation	Ja
Glitazone	Pioglitazon	Keine Dosis-reduktion erforderlich	Keine Dosis-reduktion erforderlich	Keine Dosis-reduktion erforderlich	Keine Dosis-reduktion erforderlich	Kontraindikation	Nein
GLP-1-Rezeptoragonisten	Exenatid	Keine Dosis-reduktion erforderlich	Dosisreduktion	Dosisreduktion	Kontraindikation	Kontraindikation	Nein
	Exenatid LAR	Keine Dosis-reduktion erforderlich	Kontraindikation	Kontraindikation	Kontraindikation	Kontraindikation	Nein
	Liraglutid	Keine Dosis-reduktion erforderlich	Keine Dosis-reduktion erforderlich	Keine Dosis-reduktion erforderlich	Keine Dosis-reduktion erforderlich	Kontraindikation	Nein
	Dulaglutid	Keine Dosis-reduktion erforderlich	Keine Dosis-reduktion erforderlich	Keine Dosis-reduktion erforderlich	Keine Dosis-reduktion erforderlich	Kontraindikation	Nein

Tab. 1.4: Stadiengerechter Einsatz von Antidiabetika bei verminderter Nierenfunktion (modifiziert nach: Merker et al. 2018 und Bohnert und Heni 2018) – Fortsetzung

Substanz-klasse	Substanz	G2 (GFR 60–89 ml/min/1,73 m²)	G3a (GFR 45–59 ml/min/1,73 m²)	G3b (GFR 30–44 ml/min/1,73 m²)	G4 (GFR 15–29 ml/min/1,73 m²)	G5 (GFR < 15 ml/min/1,73 m²)	Hypoglyk-ämiegefahr
	Semaglutid	Keine Dosisreduktion erforderlich	Keine Dosisreduktion erforderlich	Keine Dosisreduktion erforderlich	Keine Dosisreduktion erforderlich	Kontraindikation	Nein
DPP-4-Inhibitoren	Saxagliptin	Keine Dosisreduktion erforderlich	Dosisreduktion	Dosisreduktion	Dosisreduktion	Kontraindikation	Nein
	Sitagliptin	Keine Dosisreduktion erforderlich	Dosisreduktion	Dosisreduktion	Dosisreduktion	Dosisreduktion	Nein
SGLT-2-Inhibitoren	Dapagliflozin	Keine Dosisreduktion erforderlich	Keine Dosisreduktion erforderlich	Keine Dosisreduktion erforderlich	Keine Dosisreduktion und Therapiebeginn bis 25 ml	Kontraindikation	Nein
	Empagliflozin	Keine Dosisreduktion erforderlich	Dosisreduktion auf 10 mg tgl.	Dosisreduktion auf 10 mg tgl.	Dosisreduktion auf 10 mg tgl. und Therapiebeginn	Kontraindikation	Nein

Tab. 1.4: Stadiengerechter Einsatz von Anticiabetika bei verminderter Nierenfunktion (modifiziert nach: Merker et al. 2018 und Bohnert und Heni 2018) – Fortsetzung

Substanz-klasse	Substanz	G2 (GFR 60–89 ml/min/1,73 m²)	G3a (GFR 45–59 ml/min/1,73 m²)	G3b (GFR 30–44 ml/min/1,73 m²)	G4 (GFR 15–29 ml/min/1,73 m²)	G5 (GFR < 15 ml/min/1,73 m²)	Hypoglyk-ämiegefahr
	Ertugliflozin	Keine Dosisreduktion erforderlich	Dosisreduktion	Kontraindikation	Kontraindikation nicht unter 20 ml	Kontraindikation	Nein

Insulins mit der Folge einer Verstärkung der blutglukosesenkenden Potenz. Andererseits wird bei progredienter Niereninsuffizienz häufig eine verminderte Insulinsensitivität der Zielzellen beobachtet. Beide Effekte, die Zunahme der Menge des aktiven Insulins sowie die Abnahme der Insulinsensitivität an der Zielzelle, können in ihrer Ausprägung nicht allgemein und prospektiv abgeschätzt werden. Generell gültige Dosisempfehlungen für ältere Menschen mit Diabetes und verminderter Nierenfunktion sind daher nicht möglich. Bei jeder Form einer Insulintherapie muss mit einer niedrigeren als der üblichen Insulindosis begonnen werden, um das potenzielle Auftreten von Hypoglykämien strikt zu vermeiden. Regelmäßige Stoffwechselkontrollen und Insulindosisanpassungen sind erforderlich (Bohnert und Heni 2018).

Gemäß den aktuellen Leitlinien zur Behandlung des »Diabetes mellitus im Alter« der DDG sollte auch bei geriatrischen Patienten mit eingeschränkter Nierenfunktion die Strategie der Insulintherapie in Abhängigkeit vom Patientenwusch, den kognitiven und feinmotorischen Fähigkeiten des Patienten sowie vom sozialen Umfeld und dem Therapieziel gewählt werden. Auch für diese Patientengruppe sind kurz wirksame Insuline (Normal- und Analoginsuline), lang wirksame Insuline (NPH- und Analoginsuline), sowie Mischinsuline mit unterschiedlichen Anteilen an kurz und lang wirksamen Insulinen verfügbar (Zeyfang et al. 2021).

1.2.2.6 Stoffwechseleinstellung und Therapie weiterer Risikofaktoren

Neben einer nicht ausreichenden Stoffwechsellage können die Entwicklung und das Fortschreiten einer Niereninsuffizienz durch folgende Faktoren beschleunigt werden:

- arterielle Hypertonie
- Rauchen
- Anämie
- Hyperurikämie
- renale Azidose

- erhöhte Proteinzufuhr
- Hyper-/Dyslipidämie

Stoffwechselkontrolle

Auch für geriatrische Patienten mit Diabetes mellitus wird der HbA1c-Wert als wichtiger Surrogatparameter zur Beurteilung der Qualität der Stoffwechseleinstellung herangezogen. Weitere vorrangige Therapieziele sind der Erhalt einer möglichst optimalen Lebensqualität und das Vermeiden von Hypoglykämien. Der HbA1c-Wert hat somit in dieser Patientengruppe einen geringeren Stellenwert als bei Patienten in jüngerem Alter. Individuell und gemäß der aktuellen Leitlinie werden für geriatrische Patienten HbA1c-Werte von $\geq$ 7,5 bis < 8,5 % (58–69 mmol/mol) akzeptiert (Zeyfang et al. 2021). Aus nephrologischer Sicht muss allerdings beachtet werden, dass bei niereninsuffizienten Patienten ein falsch niedriger HbA1c-Wert vorliegen kann, wenn gleichzeitig eine Anämie besteht. Trotzdem sollte auch bei allen Patienten mit eingeschränkter Nierenfunktion der HbA1c-Wert vierteljährlich überprüft werden (Merker et al. 2018).

Der HbA1c-Wert hat im Alter als auch bei eingeschränkter Nierenfunktion eine begrenzte Aussagefähigkeit (BÄK 2021):

- »Falsch hoch« z. B. bei Eisenmangel-, Infekt- und Tumoranämie, terminale Niereninsuffizienz, Z. n. Organtransplantation
- »Falsch niedrig« z. B. bei erhöhtem Erythrozyten-Turnover, Folsäuremangel, hämolytische Anämie, nach Bluttransfusionen

Arterielle Hypertonie

Der systolische Zielblutdruck sollte als Orientierungswert bei älteren Patienten auf $\leq$ 140/80 mmHg gesenkt werden; wobei eine Senkung des systolischen Blutdruckes auf unter 130 mmHg nicht angestrebt werden sollte. Eine individuelle Zielvereinbarung erfolgt unter Berücksichtigung von Verträglichkeit, funktionellem Status, Alter, Kognition und Komorbiditäten.

Weiterhin sollte das Befinden der Patienten kritisch beobachtet werden. Nebeneffekte einer blutdrucksenkenden Therapie wie Schwindel oder Stürze müssen strikt vermieden werden (The Task Force for the management of arterial hypertension of the European Society of Cardiology (ESC) and the European Society of Hypertension (ESH) 2018). Eine kürzlich erschienene Meta-Analyse empfiehlt, die Blutdruckzielwerte auch an der »Gehgeschwindigkeit« älterer Patienten zu orientieren: Bei einer Gehgeschwindigkeit < 0,8 m/s wird hier ein systolischer Blutdruckzielwert von < 150 mmHg vorgeschlagen. Für nicht oder nur leicht gebrechliche Patienten > 80 Jahre sollte ein systolischer Wert von 130–139 mmHg anvisiert werden (Mühlbauer et al. 2019).

Als Medikamente der ersten Wahl gelten aus nephrologischer Sicht ACE-Hemmer, bei deren Unverträglichkeit AT-1-Blocker, da diese Präparate einen über die Blutdrucksenkung hinausgehenden positiven Effekt auf die Nierenfunktion haben. Kombiniert werden können diese Medikamente mit Kalziumantagonisten sowie mit ß-Blockern und Diuretika; allerdings wird dann möglicherweise die Glukosetoleranz verschlechtert. Die Applikation von Aldosteronantagonisten wird bei Niereninsuffizienz wegen des Risikos von Hyperkaliämien nicht empfohlen (The Task Force for the management of arterial hypertension of the European Society of Cardiology (ESC) and the European Society of Hypertension (ESH) 2018, Merker et al. 2018).

Weitere Therapieempfehlungen

Die weiteren Therapieempfehlungen bei geriatrischen Patienten mit Diabetes mellitus umfassen die folgenden Faktoren:

1. Bei Vorliegen von kardiovaskulären Komplikationen und je nach Risikoprofil hinsichtlich Nebenwirkungen und Kontraindikationen sollten Thrombozytenaggregationshemmer (z. B. ASS 100 mg/d) appliziert werden (Merker et al. 2018).
2. Eine Lipidsenkung kann angestrebt werden. Der Einsatz von Cholesterin-Synthese (CSE) -Hemmern sollte für ältere Patienten individuell geprüft werden. Bei Patienten mit sehr hohem Risiko (z. B. bei koro-

narer Herzkrankheit, bei zerebrovaskulären Komplikationen und/oder vaskulären Organschäden) sollte ein LDL-Cholesterin-Zielwert von < 1,4 mmol/l (< 55 mg/dl) oder eine Reduktion des LDL-Cholesterins um ≥ 50 % angestrebt werden. Bei geriatrischen Patienten ohne funktionelle Einschränkungen sollte ein LDL-Cholesterin-Zielwert von < 1,8 mmol/l (< 70 mg/dl) erreicht werden (Zeyfang et al. 2023).
3. Auch ältere Patienten sollten den Nikotinkonsum einstellen (Merker et al. 2018).

Weitere Therapiemaßnahmen zielen bei Übergewicht/Adipositas auf die Gewichtsreduktion, bei fortschreitender Niereninsuffizienz auf die Reduktion der Proteinaufnahme auf 0,8–1,0 g/kg Körpergewicht, die Behandlung einer Anämie und Störung des Säuren-Basen-Haushaltes ab (Merker et al. 2018).

1.2.2.7 Multimedikation

Grundsätzlich ist besonders bei älteren Menschen zu beachten, dass bei der Verordnung mehrerer Medikamente die Wahrscheinlichkeit des Auftretens unerwünschter, klinisch relevanter Nebenwirkungen/Interaktionen steigt, aber auch die Adhärenz der Patienten zur Einnahme sinkt (Zeyfang et al. 2021). Bei Niereninsuffizienz ergibt sich eine weitere Aggravation der Problematik: Durch einen verzögerten Abbau und/oder verminderte renale Elimination kann es zur Akkumulation bestimmter Medikamente im Organismus kommen. Das Risiko von Nebenwirkungen und Interaktionen verschiedener Präparate kann somit zum Teil erheblich steigen. Dieses muss bei der Dosierung und Applikation streng beachtet werden. Dosisadaptationen oder sogar das Absetzen von Substanzen auch im Verlauf der Erkrankung sind erforderlich (Merker et al. 2018).

1.2.2.8 Monitoring und Langzeitkontrolle

Die aktuellen Leitlinien der DDG (Merker et al. 2018) empfehlen in Abhängigkeit vom Nephropathiestadium folgende Parameter 2- bis 4-mal jährlich zu überprüfen:

1. HbA1c
2. Lipidstatus
3. Blutdruck (individuell und je nach Ziel: 24-h-Blutdruckmessung, Selbstmessung)
4. Bestimmung der eGFR, von Serum-Kreatin, evtl. Harnstoff und Kalium
5. Albuminausscheidung

Weiterhin wird bei Bestehen einer Niereninsuffizienz die Vorstellung beim Nephrologen ab dem Stadium G3a empfohlen. Für Menschen, die älter als 75 Jahre sind, empfehlen die Leitlinien die Vorstellung beim Nephrologen spätestens ab dem Stadium G3b. Alle höhergradigen Stadien der Niereninsuffizienz oder eine rasche Progredienz machen die sofortige nephrologische Betreuung erforderlich (Merker et al. 2018).

> **Merke**
>
> Als wichtigster Parameter zur Beurteilung der Nierenfunktion gelten heute die Messung der Kreatinin-Clearance bzw. die Abschätzung der glomerulären Filtrationsrate (eGFR: »estimated glomerular filtration rate«). Als wichtigste Screeningmethoden sollten bei Patienten mit Diabetes mellitus Typ-1 ab fünf Jahre nach Diagnosestellung, bei Typ-2 sofort nach Diagnosestellung mindestens einmal jährlich die ACR im ersten Morgenurin und die Abschätzung der GFR erfolgen.

Literatur

Bohnert BN, Heni M (2018) Diabetestherapie bei chronischer Niereninsuffizienz. Individuelle Therapie als Schlüssel zum Erfolg. Diabetes aktuell; 16: 274–283.

Bundesärztekammer (BÄK), Kassenärztliche Bundesvereinigung (KBV), Arbeitsgemeinschaft der Wissenschaftlichen Medizinischen Fachgesellschaften (AWMF) (2021) Nationale VersorgungsLeitlinie Typ-2-Diabetes – Teilpublikation der Langfassung, 2. Auflage. Version 1.

Davies MJ, D'Alessio DA, Fradkin J et al. (2018) Management of hyperglycaemia in type 2 diabetes, 2018. A consensus report by the American Diabetes Association (ADA) and the European Association for the Study of Diabetes (EASD). Diabetologia 2018; https://doi.org/10.1007/s00125-018-4729-5; 07.12.2018

Editorial. Geriatrische Diabetiker. Alltagstauglichkeit prägt Therapie. Dtsch Ärztebl 2013; 110: A147

Frei U, Schober-Halstenberg HJ (2008) Nierenersatztherapie in Deutschland. Bericht über Dialysebehandlung und Nierentransplantation in Deutschland 2006/2007. http://www.bundesverband-niere.de/fileadmin/user_upload/QuaSi-Niere-Bericht_2006-2007.pdf, abgerufen: 20.01.2019

Hemmelgarn BR, Zhang J, Manns BJ et al. (2006) Progression of kidney dysfunction in the community-dwelling elderly. Kidney Int; 69: 2155–2161

International Society of Nephrology. KDIGO 2012 Clinical practice guideline for the evaluation and management of chronic kidney disease. http://www.kidney-international.org, 07.12.2018

Levine MJ (2017) Empagliflozin for type 2 diabetes mellitus: An overview of phase 3 clinical trials. Curr Diabetes Rev; 13: 405–423

Merker L, Ebert T, Guthoff M (2018) Nephropathie bei Diabetes. In: Kellerer M, Müller-Wieland D im Auftrag der DDG (Hrsg.). Praxisempfehlungen der Deutschen Diabetes Gesellschaft. Diabetologie Stoffw; 13: S217–S221

Meißner T (2018) Zunehmend komplex: Diabetes-Therapie von alten Menschen. https://www.aerztezeitung.de/Medizin/Zunehmend-komplex-Diabetes-Therapie-von-alten-Menschen-299321.html, 24.05.2023

Mühlbauer V, Dallmeier D, Brefka S et al. (2019) The pharmacological treatment of arterial hypertension in frail, older patients. A systematic review. Dtsch Ärztebl Int; 116: 23–30

The Task Force for the management of arterial hypertension of the European Society of Cardiology (ESC) and the European Society of Hypertension (ESH). 2018 ESC/ESH Guidelines for the management of arterial hypertension. Eur Heart J 2018; 39: 3021–3104

Verma S, Garg A, Yan AT et al. (2016) Effect of empaglifozin on left ventricular mass and diastolic function in individuals with diabetes. An important clue to the EMPA-REG OUTCOME trial. Diabetes Care; 39: e212-e213

Zeyfang A, Wernecke J, Bahrmann A (2021) Diabetes mellitus im Alter. In: Kellerer M, Müller-Wieland D im Auftrag der DDG (Hrsg.). Praxisempfehlungen der Deutschen Diabetes Gesellschaft. Diabetologie Stoffw; 16: S226-S234

Zeyfang A et al. (2023) Diabetes mellitus im Alter. Diabetol Stoffwechsel; 18 (Suppl 2): 239–249

Zinman B, Wanner C, Lachin JM et al. (2015) Empagliflozin, cardiovascular outcomes, and mortality in type 2 diabetes. N Engl J Med; 373: 2117–2128

1.2.3 Diabetische Polyneuropathie, pAVK und das diabetische Fußsyndrom

Jürgen Wernecke

1.2.3.1 Polyneuropathie

Bis zu 50 % aller Menschen mit Diabetes entwickeln im Laufe ihres Lebens eine diabetische Polyneuropathie (PNP) (NVL 2011). Die diabetische Neuropathie gehört neben der alkohol-toxischen zu den häufigsten Neuropathien in den westlichen Industrieländern. Ein Hauptrisiko für eine diabetische Polyneuropathie neben der Qualität der Glukoseeinstellung und der Krankheitsdauer des Diabetes ist das Alter. Schmerzhafte Neuropathien können in bis zu 30 % der Fälle auftreten, sind aber meist trotz der Weiterentwicklung der Neuropathie innerhalb eines Jahres insbesondere unter Stoffwechselverbesserung wieder rückläufig (Didangelos et al. 2014).

Bei der typisch distal-symmetrischen und sensibel betonten diabetischen Neuropathie ist eine elektrophysiologische Diagnostik nicht notwendig. Sollten sich die neurologischen Symptome dagegen atypisch mit z. B. schneller Entwicklung und motorischen, asymmetrischen oder stammbetonten Ausfällen entwickeln, müssen natürlich auch andere Ursachen bedacht werden (Bril et al. 2016, Wernecke und Zeyfang 2019). Daneben gibt es auch medikamentöse Ursachen der Polyneuropathie bei Diabetes wie der Metformin induzierte Vitamin-B12-Mangel.

Die diabetische Neuropathie lässt sich kausal nur in der Anfangsphase durch Optimierung des Glukosestoffwechsels therapieren. Bewegung kann die Symptome der diabetischen Neuropathie lindern und die Nervenregeneration fördern. Eine schmerzhafte Polyneuropathie kann ansonsten nur symptomatisch mit Antiepileptika (Gabapentin, Pregabalin), Antidepressiva (z. B. Amitriptylin) oder SSRI (z. B. Duloxetin) behandelt werden. Sollte dies nicht helfen, sind auch Oxycodon und Tramadol symptomatisch hilfreich. Die auch heute noch beliebte Liponsäure scheint, wenn überhaupt, nur kurzfristig intravenös wirksam. Lokal kann Capsaicin als Creme genutzt werden.

Nicht-steroidale Antiphlogistika sollten gerade bei älteren Patienten wegen der Blutungsrisiken und nephrotoxischen Wirkung nicht zur Anwendung kommen.

> **Merke**
>
> Diabetische Neuropathie: neben der alkoholtoxischen Neuropathie die häufigste Form der Neuropathie in westlichen Industrieländern, einzige kausale Therapie: Stoffwechseleinstellung, ansonsten symptomatische Therapie und Vermeidung von weiteren Noxen (Alkohol).

1.2.3.2 Periphere arterielle Verschlusskrankheit (pAVK)

Die Prävalenz der pAVK in Deutschland steigt mit zunehmendem Alter und beträgt bei über 70-Jährigen bis zu 20 % (Lange et al. 2004) und bei Pflegeheimbewohnern 28 % (Aronow et al. 2002). Nur 25 % aller pAVK-Patienten haben Symptome (Diehm et al. 2004). Diabetes mellitus ist neben Nikotin der Hauptrisikofaktor für eine pAVK (Fowkes et al. 2013), und die pAVK bei Diabetes zeigt typische Besonderheiten (Lawall und Lüdemann 2015): Häufig sind die Unterschenkelarterien betroffen, und in bis zu 30 % der Fälle besteht eine Mediasklerose (Verkalkung der Tunica media der Gefäßwand).

Die klinischen Symptome der pAVK mit Claudicatio intermittens und Ruheschmerz können bei begleitender diabetischer Polyneuropathie fehlen und begründen ein besonders hohes Risiko für das diabetische Fußsyndrom und Amputation.

Alte Menschen zeigen bereits bei subklinischer pAVK Defizite in der Mobilität (McDermott et al. 2000). Bei bettlägrigen geriatrischen Patienten ist das Risiko von Druckläsionen besonders für Fersennekrosen erhöht.

Wenige, überwiegend retrospektive Studien widmen sich gezielt der pAVK-Behandlung bei älteren Patienten. Das geriatrische Syndrom der Gebrechlichkeit (»Frailty«) gilt dabei als prognostisch besonders ungünstig für den Erhalt der Selbstständigkeit nach gefäßchirurgischen und endovaskulären Interventionen (Vogel et al. 2014).

Obwohl Diagnostik- und Therapie-Prinzipien der pAVK uneingeschränkt auch für geriatrische Patienten gelten, sollten Benefit und Risiken von diagnostischen/therapeutischen Eingriffen sorgfältig gegeneinander abgewogen werden.

In der Diagnostik gilt ein ABI-Grenzwert von 0.9 als beweisend für eine pAVK (Lawall et al. 2015) außer bei diabetischer Mediasklerose, bei der wegen Inkompressibilität der Gefäßwand falsch hohe ABI-Werte gemessen werden (ABI > 1.3). Hier hilft eine Zehendruckmessung, besser aber noch die (Farb-)Duplexsonografie weiter.

Die bei V. a. pAVK nachfolgende intraarterielle digitale Subtraktionsangiografie als Goldstandard der Gefäßdarstellung sollte möglichst immer schon in PTA-Therapiebereitschaft erfolgen. Bei niereninsuffizienten Patienten kann die CO_2-Angiografie als Kombinationsverfahren die Kontrastmittelmenge und damit das Risiko einer weiteren Nierenschädigung bis auf wenige ml reduzieren.

In der prinzipiellen Entscheidung zur Revaskularisation und auch zur Wahl der Methodik müssen das Stadium der pAVK, die Morphologie und Komplexität der Gefäßläsionen, die Funktionseinschränkungen, die Begleiterkrankungen, der Leidensdruck und der individuelle Therapiewunsch des geriatrischen Patienten mitberücksichtigt werden (Lawall et al. 2015). Endovaskuläre Behandlungsergebnisse bei geriatrischen Patienten unterscheiden sich nicht von denen jüngerer Patienten (Uhl et al. 2017).

> **Merke**
>
> *Periphere arterielle Verschlusskrankheit:* Diabetes ist neben Nikotin Hauptrisikofaktor mit den Besonderheiten: eher Unterschenkelarterien betroffen, häufig Mediasklerose mit verfälschtem ABI-Ergebnis. Warnsymptom Schmerz (claudicatio) kann bei diabetischer PNP fehlen oder abgeschwächt sein.

1 Einführung

1.2.3.3 Diabetisches Fußsyndrom (DFS)

Wichtigste Komplikation der diabetischen Neuropathie ist das diabetische Fußsyndrom. Geriatrische Patienten mit Diabetes sind davon deutlich häufiger als Menschen ohne Diabetes oder Jüngere betroffen (Prompers et al. 2008).

Das diabetische Fußsyndrom ist gleichzeitig das Hauptrisiko für eine Amputation im unteren Extremitätenbereich. Nach Majoramputationen steigt das Risiko einer anhaltenden Pflegebedürftigkeit bei zuvor noch mobilen Patienten auf etwa 30–40 % (Greitemann und Baumgartner 1993)! Damit ist eines der wichtigsten Therapieziele in der Geriatrie, der Erhalt der Unabhängigkeit und Selbsthilfefähigkeit, in Gefahr.

Die Zahl der Majoramputationen aufgrund eines diabetischen Fußsyndroms sinkt in Deutschland vor allem in Bereichen von interdisziplinären Fußnetzwerken seit ca. zehn Jahren kontinuierlich und beträgt bei Diabetikern aktuell etwa 14.000 pro Jahr (Kröger et al. 2017). Dieser Rückgang betrifft vor allem jüngere Patienten und ist gleichzeitig mit einer Steigerung der Minoramputationen verbunden.

Jüngere, kräftigere Patienten können eine Amputation oft noch kompensieren, für geriatrische Patienten bedeutet dies oft Rollstuhl-Immobilität oder Schlimmeres: die 2-Jahres-Mortalität nach Amputation liegt bei geriatrischen Patienten mit zusätzlicher pAVK bei bis zu 50 % (Reemes et al. 2008)!

Die Einschätzung der präoperativen Fähigkeiten und Selbsthilfekapazitäten sowie Organinsuffizienzen ist für die postoperative Prognose und Operationsentscheidung von entscheidender Bedeutung.

Dazu sollte in Anlehnung an die Differenzierung der Therapieziele die genutzte Einteilung nach Funktionalität verwendet werden (Wernecke et al. 2012):

1. Ältere Menschen mit diabetischem Fußsyndrom ohne Funktionseinschränkungen, mit einer Lebenserwartung > 15 Jahren sind in Prognose und Therapie mit jüngeren, nicht-geriatrischen Patienten vergleichbar.
2. Ältere Menschen mit DFS und leichten funktionellen Einschränkungen brauchen oft leichte Unterstützung, z. B. bei der podologischen Fußpflege und der Fußinspektion, und sind eingeschränkt selbsthilfefähig.

3. Bei den hochgradig funktionseingeschränkten oder dementen und damit absolut hilfsbedürftigen Patienten mit DFS müssen mangelnde Vorsorgemöglichkeiten, Organinsuffizienzen, eingeschränkte Lebenszeit und z. B. postoperative Mobilisierungsprobleme in Diagnostik- und Therapieentscheidung besonders berücksichtigt werden. Indikationsentscheidungen sollten im interdisziplinären Behandlerteam getroffen werden.
4. Für Palliativpatienten stehen Symptomfreiheit und Stabilisierung der Lebensqualität im Vordergrund. Jegliche Interventionen sind zu vermeiden.

> **Merke**
>
> Die diabetische PNP ist die wichtigste Ursache des diabetischen Fußsyndroms mit deutlich steigendem Risiko für Amputation und Mortalität im Alter. Diagnostik und Therapieentscheidungen sollten insbesondere in Hinblick auf das periinterventionelle Risiko im multiprofessionellen Team getroffen werden.

1.2.3.4 Ursachen des diabetischen Fußsyndroms beim geriatrischen Patienten

Die diabetische Polyneuropathie ist mit über 90 % der Fälle Hauptursache für das diabetische Fußsyndrom (Ziegler 2014). Sensible, motorische und autonome Nervenfunktionsstörungen lassen durch trockene, rissige Haut, Fußdeformierungen wie Krallenzehen und vor allem schmerzlose Druckläsionen die Amputationsgefahr drastisch ansteigen.

Wegen der fehlenden Sensibilität der Füße tragen die Patienten auch im Alter zu enge Schuhe mit konsekutiver Schwielenbildung und »Prä-Ulzerationen« (Walther und Haage 2010). Falsches oder nicht passendes Schuhwerk ist in 80 % der Fälle mit DFS beteiligt.

Die schwerwiegendste Folge einer Polyneuropathie, im Alter auch häufig mit einer idiopathischen peripheren Neuropathie assoziiert, ist die diabetische Neuro-Osteoarthropathie (NOAP/M. Charcot) (Bariteau 2014), die zu kleineren oder größeren Stressfrakturen und in der Folge zu teils abstrusen Fußverformungen mit extremen Verschiebungen der Fußarchitektur, der Biomechanik und der Druckverteilung führt. Diese Deformierungen steigern wiederum das Risiko für Rezidivulzerationen.

Die Multimorbidität des geriatrischen Patienten bedingt, dass die diabetische Polyneuropathie schon oft kombiniert mit der klassischen peripheren arteriellen Verschlusskrankheit (pAVK) vorliegt. Bei neuroangiopathischen Mischbildern des DFS ist die Prognose in Bezug auf Wundheilung, Amputation und konsekutiv Mobilität und Selbständigkeit entsprechend noch deutlich schlechter als bei rein neuropathisch bedingten Druckläsionen. Durch die Kombination der pAVK mit der PNP treten die typischen klinischen Symptome einer pAVK wie z. b. ischämischer Muskelschmerz gar nicht erst auf; die Patienten laufen aus dem Stadium 1 nach Fontaine direkt in das Stadium 4 mit Ulzerationen und Nekrosen.

Eine andere, viel zu wenig beachtete pathophysiologische Ursache des DFS im Alter, oft kombiniert mit PNP und oder pAVK, stellt die periphere Ödembildung dar. Ödeme der unteren Extremität sind meist Folge einer isolierten oder kombiniert auftretenden venösen Insuffizienz, einer Herzinsuffizienz oder Lymphabflussschwäche durch Immobilität. Weitere mögliche Ursachen sind eine Hypoproteinämie oder Medikamente wie Calciumantagonisten. Im Alter seltener ist die mechanische Stauung der unteren Extremitäten durch eine ausgeprägte Adipositas.

Zusätzlich verstärken die für geriatrische Patienten so typischen funktionellen Einschränkungen und geriatrischen Syndrome, Immobilität, Instabilität, intellektueller Abbau, Isolation, Stürze und iatrogene Störungen durch Multimedikation das Risiko, ein DFS zu entwickeln: 80 % der älteren Menschen mit Diabetes können ihre Fußsohlen nicht mehr eigenständig untersuchen (Thomsen et al. 1992)! Damit ist die Selbstkontrolle als wichtige Prophylaxe vor Fußschäden bei Polyneuropathie deutlich eingeschränkt.

Daneben schränken auch erhöhte Blutzuckerwerte, Hypoxie durch Begleiterkrankungen, Verringerung der feinen Blutgefäße, Immunsuppression, Mangelernährung und andere Komorbiditäten im Alter die Wundheilung ein. Ein besonders beachtenswerter Aspekt ist die Veränderung der Haut des älteren Menschen, die deutlich weniger widerstandsfähig ist und die Wundheilung verzögert (Gosain und DiPietro 2004, Lobmann et al. 2005).

Merke

Die Polyneuropathie ist Hauptursache für das diabetische Fußsyndrom. Falsches Schuhwerk ist in 80% ursächlich beteiligt. Für die Akzeptanz der Schuhversorgung ist die Stand- und Gangunsicherheit geriatrischer Patienten zu berücksichtigen.

1.2.3.5 Therapieziele

Mobilität und die damit verbundene Selbständigkeit und Unabhängigkeit ist für die Steigerung, den Erhalt oder zumindest verzögerten Abbau der Lebensqualität eines geriatrischen Patienten auch mit diabetischem Fußsyndrom entscheidend. Das akute diabetische Fußsyndrom mit drohender Amputation und daraus resultierende Immobilität und soziale Isolation scheint die Lebensqualität von älteren Patienten mit Diabetes am stärksten zu reduzieren (Goodridge et al. 2006).

Aufgrund der großen Heterogenität sollte das Therapieziel je nach Patientengruppe differenziert werden.

1.2.3.6 Therapierisiken bei DFS

Funktionseinschränkungen und Organinsuffizienzen eines geriatrischen Patienten mit DFS sind die entscheidenden Faktoren für Risiken in Diagnostik und Therapie.

Daher spielt neben der Erfassung der Organ-Multimorbidität das geriatrische Assessment zur Erfassung der psychosozialen und funktionellen Handicaps eine maßgebliche Rolle.

- Unter den möglichen Organinsuffizienzen ist die Niereninsuffizienz hervorzuheben, die Medikationen und maßgebliche Therapiemethoden wie die Kontrastmittelangiografie einschränkt (Cambou et al. 2010). Nieren-schonende Verfahren wie die CO_2-Angiografie sollten bevorzugt werden.

1 Einführung

- Solange sinnvoll und möglich, sollten peridurale und Leitungs-Anästhesieverfahren bevorzugt werden.
- Die frühzeitige Erfassung von Demenzerkrankungen ist für die operative (Delirrisiko) und postoperative Prognose (Einhalten von Therapieempfehlungen) entscheidend.
- Ein perioperatives Delir erhöht mit einer Krankenhaus-Mortalität bei geriatrischen Patienten von bis zu 70% entscheidend das Komplikationsrisiko (Greitemann und Baumgartner 1993)! Daher ist ein strukturiertes Delirscreeningverfahren empfehlenswert.
- Das Frailty-Syndrom mit Kachexie und Sarkopenie beeinträchtigt die Wundbehandlung. *Die postinterventionelle Mobilisierung wird durch Frailty erschwert und zeigt postoperativ eine erhöhte Exzessmortalität.*
- Multimedikationen fördern delirante Zustände und Kachexie.
- Die Minderung der Hypoglykämiegefahr steht im Vordergrund der Stoffwechseleinstellung.
- In der antihypertensiven Therapie müssen die Gefährdung von angioplastischen oder gefäßchirurgischen Maßnahmen durch Frühverschlüsse aufgrund zu niedriger Systemdrücke mit beachtet werden.

> **Merke**
>
> Nieren-schonende Verfahren wie die CO_2-Angiografie sollten bevorzugt werden, Delir- und Frailty-Risiken erkannt, Hypoglykämien und nach Revaskularisierung hypotone RR-Werte vermieden werden.

1.2.3.7 Spezielle Therapien und ihre Risiken

Die Druckentlastung ist auch für geriatrische Patienten mit diabetischem Fußsyndrom oberstes Therapiemittel. Durch die Kombination aus Polyneuropathie und typischen Funktionseinschränkungen wie demenzieller Entwicklung können geriatrische Patienten Empfehlungen zur Druckentlastung oft nicht nachkommen. Gehtraining beim DFS mit pAVK kann dadurch eine fatale Entwicklung mit deutlicher Wundverschlechterung einleiten.

1.2 Begleit- und Folgeerkrankungen

Trotz der genannten Gefahren ist natürlich eine vorsichtige Mobilisierung für geriatrische Patienten überlebenswichtig. Immobilisation und Bettlägerigkeit erhöhen das Risiko für Folgekomplikationen wie Pneumonie, Thrombose und Insult deutlich. Das Risiko für Inkontinenz, Depression, Delir und Sturz steigt drastisch an.

Eine vorsichtige Mobilisierung unter strikter Nutzung lokal entlastender Verbandschuhe ist somit lebenswichtig. Dazu steht eine Reihe von preiswerten, vorkonfektionierten Spezialverbandschuhen zur Verfügung (▶ Abb. 1.1).

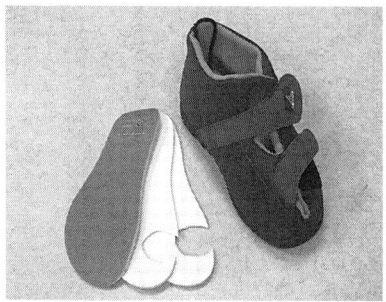

Abb. 1.1: Vorkonfektionierte Verbandsschuhe mit präparierter Weichsohle

Vorfußentlastungsschuhe erhöhen für geriatrische Patienten das Sturz- und Frakturrisiko deutlich und sollten vermieden werden. Zusätzliche Ergotherapie und Physiotherapie sollten initiiert werden. Für bettlägerige Patienten mit DFS sind sogenannte Heellifts oder Orthesen mit Bügelschutz im Fersenbereich hilfreich, mit denen auch erste Mobilisierungsversuche begonnen werden können (▶ Abb. 1.2).

Für sämtliche Eingriffe, insbesondere aber vor Amputationen, sollten die Mobilisierungsschwierigkeiten dieser Patientengruppe mit berücksichtigt werden. Spezielle Amputationstechniken wie die nach Pirogoff-Spitzy oder Syme sollten im Zweifel bevorzugt werden, um eine auch ohne Prothese noch belastbare Stumpfsituation zu erzielen.

Umfangreichere Umstellungsosteotomien kommen nur für funktionell nicht-beeinträchtigte ältere Patienten in Frage. Dafür sind eine präoperative physiotherapeutische Testung und ein intensives perioperatives Training anzuraten.

1 Einführung

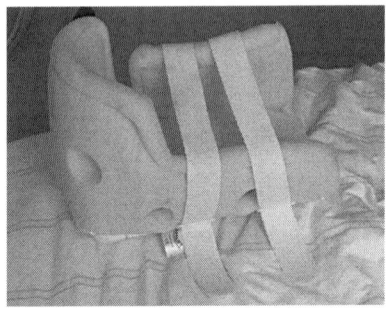

Abb. 1.2: Heellift zur Fersenentlastung.

Hilfreich für die Indikationsstellung, Mobilisierung und Rezidivprophylaxe eines geriatrischen Patienten mit DFS ist der Einsatz eines multiprofessionellen geriatrischen Teams.

> **Merke**
>
> Die wichtige Mobilisierung möglichst mit Gehtraining sollte nur mit angepasstem Schuhwerk, lokal druckentlastend durchgeführt werden. Fersenulzerationen bei bettlägrigen Patienten benötigen ebenfalls lokal entlastende Bettschuhe. Für sämtliche operative Eingriffe sollten die Funktionseinschränkungen perioperativ und die Mobilisierung im geriatrischen Team mit berücksichtigt werden.

1.2.3.8 Prophylaxe des DFS

Gerade geriatrische Patienten mit DFS profitieren von geriatrisch und angiologisch besetzten Netzwerken. Gegenüber der Regelversorgung (publiziertes Major-Amputationsrisiko von 10–20 % beim DFS) war in zertifizierten Einrichtungen der Deutschen Diabetes Gesellschaft eine Majoramputation nur bei 3,1 % und eine Minoramputation (unterhalb des Knöchels) nur in 17,5 % der Fälle notwendig (Lobmann et al. 2014).

Eine wesentliche Säule in der Rezidivprophylaxe stellt mittlerweile die nach GKV rezeptierbare podologische Fußpflege dar.

Neben der kontinuierlichen Überprüfung der Schuhversorgung ist beim geriatrischen Patienten die regelmäßige Überprüfung von Funktionseinschränkungen und Organfunktionen anzuraten. Ein vom Kostenträger unterstütztes Krafttraining für geriatrische Patienten nach DFS unter Gebrauch notwendiger Entlastungsschuhe kann den Verlust der Selbständigkeit und Mobilität durch Minderung der Sturzgefahren lange hinauszögern (Walther und Haage 2010).

> **Merke**
>
> Netzwerkarbeit, podologische Versorgung und Bewegungstraining sind für die Rezidivprophylaxe entscheidend.

1.2.3.9 Das diabetische Fußsyndrom in der Palliativsituation

Therapieinhalte (nach S. Morbach, Jahrestreffen AG diabetischer Fuß der DDG 2018):

- Wundstabilisierung
- Verhinderung neuer Wunden
- Geruchsbekämpfung
- Schmerztherapie
- Verbandsintervalle möglichst vergrößern
- Infektionsprophylaxe
- Sekretableitung
- Vermeidung stationärer Aufenthalte

Zu unterscheiden sind:

1. Palliative Wunden
   Keine Aussicht auf Heilung durch eine hochgradige therapierefraktäre pAVK, fehlende Möglichkeit zur plastisch-chirurgischen Deckung oder eine weit fortgeschrittene Weichteilschädigung.

2. DFS beim palliativen Patienten
   In der unmittelbaren Sterbephase wird auf alle Interventionen verzichtet.
3. DFS beim psychosozialen Problempatienten
   Trotz aller Versuche kann ein Patient aufgrund erheblicher psychosozialer Einschränkungen zur Heilung notwendige Therapieempfehlungen nicht umsetzen.

In diesen Fällen muss mit dem Patienten, Angehörigen und dem Behandlungsteam intensiv und regelmäßig über Therapieziele gesprochen und abgestimmt werden.

Vor jeder Majoramputation sollte ein Zweitmeinungsverfahren angeboten werden.

Merke

DFS beim Palliativ-Patienten und palliative Wundverhältnisse sind zu differenzieren. In jedem Fall stehen Lebensqualität und Wundstabilität im Vordergrund.

1.2.3.10 Zusammenfassung

- Das diabetische Fußsyndrom betrifft in der Mehrzahl ältere und geriatrische Patienten.
- Neben der typischen diabetischen Polyneuropathie und pAVK ist insbesondere eine verstärkte Ödemneigung beteiligt.
- Die Prognose des DFS wird durch geriatrische Handicaps maßgeblich verschlechtert.
- Ein multiprofessionelles, möglichst auch geriatrisch besetztes Behandlungsteam ist für die Prophylaxe, die Wahl der richtigen Interventionen und Therapien für die Lebensqualität eines geriatrischen Patienten mit DFS entscheidend.

Literatur

American Geriatrics Society, British Geriatrics Society and American Academy of Orthopaedic Surgeons Panel on Fall Prevention (2001) Guideline for the Prevention of Falls in Older Persons. JAGS 49: 664–672

Aronow WS, Ahn C, Gutstein H (2002) Prevalence of clinical and isolated subclinical cardiovascular disease in 1160 older men and 2464 older women in a long-term health care facility. J Gerontol A Biol Sci Med Sci;57:M45–6

Bariteau JT, Tenenbaum S, Rabinovich A, Brodsky JW (2014) Charcot arthropathy of the foot and ankle in patients with idiopathic neuropathy. Foot Ankle Int 36: 1–6

Bril V et al. (2016) The dilemma of diabetes in chronic inflammatory demyelinating polyneuropathy. J Diabetes Compl;30:1401–7

Cambou JP et al. (2010) Characteristics and Outcome of Patients hospitalized for Lower Extremity Peripheral Arterial Disease. EJVES 39: 577–585

Didangelos T, Doupis J, Veves A (2014) Painful diabetic neuropathy: clinical aspects. Handb Clin Neurol.;126:53–61. doi: 10.1016/B978-0-444-53480-4.00005-9.

Diehm C, Schuster A, Allenberg H et al. (2004) High prevalence of peripheral arterial disease and comorbidity in 6.880 primary care patients: cross sectional study. Atherosclerosis;172:95–105

Fowkes GFR, Rudan D, Rudan I et al. (2013) Comparison of global estimates of prevalence and risk factors for peripheral artery disease in 2000 and 2010: a systematic review and analysis. Lancet; doi 10.1016/S0140–6736 (13) 61249–0

Goodridge et al. (2006) Quality of Life of Adults with Unhealed and Healed Diabetic Foot Ulcers Foot Ankle Int 27: 274–280

Gosain A, DiPietro LA (2004) Aging and wound healing. World J Surg. Mar;28(3):321–6.

Greitemann B, Baumgartner R (1993) Amputation beim geriatrischen Patienten. Orthopäde 23: 80–87

Inouye SK (2006) Delirium in older persons. NEJM; 354 (11): 1157–65

Kröger K, Berg C, Santosa F et al. (2017) Amputationen der unteren Extremität in Deutschland. Dtsch Ärztebl Int; 114:130–36

Lange, S, Diehm C, Darius H et al. (2004) High prevalence of peripheral arterial disease and low treatment rates in elderly primary care patients with diabetes. Exp Clin Endocrinol Diabetes;112:566–73

Lawall H, Huppert P, Rümenapf G (2015) S3-Leitlinie zur Diagnostik, Therapie und Nachsorge der PAVK. AWMF-LL 065/003

Lawall H, Lüdemann C (2015) Diagnostik und Therapie der peripheren arteriellen Verschlusskrankheit bei Diabetespatienten. Diabetologie;11:12–21

Lobmann R, Schultz G, Lehnert H (2005) Proteases and the diabetic foot syndrome: mechanisms and therapeutic implications. Diabetes Care. Feb; 28(2):461–7112.

Lobmann R. et al. (2014) The diabetic foot in Germany 2005–2012: Analysis of quality in specialized diabetic foot care centers; Wound Medicine 4: 27–29

McDermott MM, Fried L, Simonsick E et al. (2000) Asymptomatic peripheral arterial disease is independently associated with impaired lower extremity functioning: the womens health and aging study. Circulation; 101:1007–12

Nationale Versorgungsleitlinie Neuropathie bei Diabetes im Erwachsenenalter 2011, Kurzfassung 1. Auflage, Version 3

Prompers et al. (2008) Prediction in outcome of individuals wirth diabetic foot ulcers: the Eurodiale Study Diabetologia 51 (57) 747–755

Reemes L et al: (2008) Major lower extremity amputation in elderly patients with peripheral arterial disease: incidence and survival rates Aging Clin Exp Res. 20(5):385–93

Thomsen E et al. (1992) Can elderly diabetic patients co-operate with routine foot care? Age and Ageing 21: 333

Uhl C, Steinbauer M, Torsello G et al. (2017) Outcomes after endovascular revascularization in octogenarians and non-octogenarians with critical limb ischemia. J Endovasc Ther; 24:471–77

Vogel TR, Petroski GF, Kruse RL (2014) Functional status of elderly adults before and after interventions for critical limb ischemia. J Vasc Surg; 59:350–58

Walther M, Haage T (2010) Ein im Vorfuß zu schmaler Arbeitsschuh führt zu einer signifikanten Erhöhung des Drucks unter der Fußsohle. Zbl Arbeitsmed 60: 350–355

Wernecke J, Bahrmann A, Zeyfang A (2012) Individuelle Therapieziele bei betagten Diabetespatienten Diabetologe 8: 108–112

Wernecke J, Zeyfang A (2019) Diabetes im Alter: 5.6 diabetische Polyneuropathie. de Gruyter. Berlin.

Ziegler D (2014) Update 2014 zur Diabetischen Neuropathie. Diabetologe 10: 376–383

1.2.4 Osteoporose

Thomas Neumann

Osteoporose ist eine systemische Erkrankung des Skelettsystems, die durch eine niedrige Knochenmasse und eine Veränderung der Mikroarchitektur des Knochengewebes charakterisiert ist. Im Verlauf der Erkrankung kommt es zu einem Anstieg der Knochenfragilität und zum Auftreten von Frakturen (o. A. 1993, Kanis 1994). Nach der operationalen Definition der WHO aus dem Jahr 1994 liegt eine Osteoporose dann vor, wenn der Knochenmineralgehalt in einer DXA-Knochendichtemessung an der

Lendenwirbelsäule und/oder am proximalen Femur (Gesamtareal oder Schenkelhals) um < -2,5 Standardabweichungen (SD) vom Mittelwert einer 20–29-jährigen Frau abweicht (Kanis 1994). Die in SD angegebene Abweichung der Knochendichte von der einer 20–29-jährigen Frau wird als T-Score bezeichnet. Die Definition kann auf Männer ab dem 50. Lebensjahr übertragen werden. Wenn bereits Frakturen aufgetreten sind, liegt eine manifeste Osteoporose vor. Klassische osteoporotische Frakturen sind Sinterungsfrakturen der Brust- und Lendenwirbelsäule, die distale Radiusfraktur und die Schenkelhalsfraktur. Osteoporose-assoziierte Frakturen führen zu einer deutlichen Einschränkung der Lebensqualität verbunden mit akuten und chronischen Schmerzen sowie funktionellen Einschränkungen (Cockerill et al. 2004, Peasgood et al. 2009, Edwards et al. 2010, Morin et al. 2012, Hiligsmann et al. 2008). In Folge von Frakturen ist eine erhöhte Mortalität beschrieben, wobei der Anstieg im ersten Jahr nach der Fraktur am höchsten ist (Ismail et al. 1998).

In der European Prospective Osteoporosis (EPOS)-Studie lag die Prävalenz einer Osteoporose (T-Score < -2,5) bei postmenopausalen Frauen im Alter von 50–60 Jahren bei etwa 15 %. Sie stieg im Alter über 70 Jahren auf 45 % an. Bei Männern betrug die Prävalenz in den gleichen Altersgruppen 2,4 % und 17 % (Scheidt-Nave et al. 1997).

Die Assoziation des Diabetes mellitus mit einem erhöhten Knochenfrakturrisiko ist besonders in Populationen mit höherem Lebensalter beschrieben, da sich die Auswirkungen des Diabetes auf den Knochen und das erhöhte Sturzrisiko gegenseitig verstärken (Hamann et al. 2012, Napoli et al. 2017). Das Frakturrisiko unterscheidet sich erheblich zwischen Typ-1-Diabetes (T1D) und Typ-2-Diabetes (T2D). Aus zwei Metanalysen ergibt sich für den T1D im Vergleich zu Stoffwechselgesunden ein relatives Frakturrisiko von 6,3 und 6,9 ohne signifikanten Unterschied zwischen Männern und Frauen (Janghorbani et al. 2007, Vestergaard 2007). Die Inzidenz für Hüftfrakturen steigt im Verlauf des Lebens bei Patienten mit T1D 10–15 Jahre früher an als bei gesunden Kontrollen (Weber et al. 2015). Für den T2D sind die Daten für das Frakturrisiko nicht so eindeutig. Das relative Frakturrisiko liegt bei 1,7 bzw. 1,4 verglichen mit Stoffwechselgesunden (Janghorbani et al. 2007, Vestergaard 2007). In einer schottischen Kohorte ist die altersadjustierte Ratio der Inzidenzrate für Hüftfrakturen bei Männern nicht erhöht (IRR 1,0) und für Frauen ergibt sich nur eine sehr diskrete Steigerung (IRR 1,1) (Hothersall et al. 2014). In einer weiteren Studie stellte sich kein erhöhtes Risiko für Wirbelkörperfrakturen, allerdings für Unterarmfrakturen bei Patienten mit T2D dar (Vestergaard et al. 2005).

Pathophysiologisch sind mehrere Zusammenhänge zwischen Diabetes und verändertem Knochenstoffwechsel beschrieben. Während der sich der meist im Kindes- und Jugendalter manifestierende T1D bereits zu einem inadäquaten Aufbau der maximalen Knochenmasse (peak bone mass) und einer gestörten Knochenformation führt, betreffen die Veränderungen bei Patienten mit T2D insbesondere die Knochenqualität (Vestergaard et al. 2009, Strotmeyer und Cauley 2007). Ein kontinuierlicher Knochenumbau, die koordinierte Aktion Knochen-resorbierender Osteoklasten und Knochen-aufbauender Osteoblasten, ist die Voraussetzung für einen gesunden und stabilen Knochen. Für T1D und T2D ist ein verminderter Umbau, basierend auf den typischen Umbaumarkern, beschrieben (Starup-Linde et al. 2016). Die Hyperglykämie reduziert die Knochenresorption durch Inhibierung der Osteoklasten und supprimiert direkt sowie indirekt über einen Anstieg von Sclerostin die Differenzierung der Osteoblasten (Botolin und McCabe 2006, Starup-Linde et al. 2018). Die Osteozyten als Mechanosensoren sowie deren Kommunikationsnetzwerke unterliegen einer beschleunigten Alterung (Liu et al. 2020). Insulin wirkt über spezifische Rezeptoren auf Osteoblasten anabol, wodurch beim T1D das Fehlen des Insulins zu einer gestörten Knochenformation führt (Fowlkes et al. 2011). Der negative Effekt der Hyperglykämie auf Osteoblasten und Osteoklasten führt zu einer Hypermineralisation und gestörten Resorption der mineralisierten Matrix. Daraus erklärt sich vermutlich der Widerspruch zwischen dem fragilen Knochen bei erhaltener Knochenmineraldichte beim T2D. Eine weitere Ursache ist die nicht-enzymatische Glykosilierung der Knochenmatrix aufgrund einer vermehrten Bildung von advanced glycation endproducts (AGEs), die zu einer reduzierten Elastizität des Knochens führen und die Druck-Verformungs-Beziehung negativ beeinflussen (Vashishth et al. 2001). Die Daten zum Zusammenhang der Blutzuckereinstellung und dem Frakturrisiko sind widersprüchlich. Vermutlich ist ein hoher HbA1c beim T1D mit Frakturen assoziiert, nicht jedoch beim T2D (Vavanikunnel et al. 2019).

1.2 Begleit- und Folgeerkrankungen

Neben den direkten Wechselwirkungen zwischen Knochen- und Glukosestoffwechsel sind häufigere Stürze als zusätzlicher Risikofaktor für Frakturen beschrieben (Yokomoto-Umakoshi et al. 2017). Zum Einfluss der Diabetestherapie auf den Knochen ergeben sich mehrere Aspekte, die berücksichtigt werden sollten. Patienten mit T2D, die mit Insulin behandelt werden, haben ein höheres Frakturrisiko (Napoli et al. 2018, Napoli et al. 2014). Dabei sind sowohl der Zusammenhang zwischen der Insulintherapie und einem höheren Sturzrisiko als auch die Insulintherapie als Ausdruck einer fortgeschrittenen Diabeteserkrankung zu berücksichtigen. Für eine Therapie mit Metformin wird ein neutraler oder positiver Effekt auf den Knochen angenommen, währenddessen unter Sulfonylharnstoffen das Frakturrisiko ansteigt (Napoli et al. 2017). Die Thiazolidinedione (Glitazone) führen zu einer Abnahme der Knochendichte mit einem Anstieg des Frakturisikos. Pathophysiologisch wird das über die Interaktion mit dem PPARγ-Rezeptor und einer damit verbunden Differenzierung der mesenchymalen Stammzellen zu Adipozyten erklärt (Palermo et al. 2015). Die neueren Substanzen, Dipeptidylpeptidase-4 (DDP-4)-Inhibitoren und Glucagon-like Peptid 1 (GLP-1)-Analoga haben nach den bisherigen Daten ein für den Knochenstoffwechsel sicheres Profil (Palermo et al. 2015). Für die Glucose Cotransporter 2 (SGLT-2)-Inhibitoren bestanden zwar nach initialen Daten Hinweise auf eine Knochendichteabnahme mit Zunahme von Hüftfrakturen (Watts et al. 2016, Ruanpeng et al. 2017), was sich aber in zwei weiteren Studien nicht bestätigte (Perkovic et al. 2019, Neal et al. 2017).

Die individuelle Abschätzung des Frakturrisikos bei Patienten mit Diabetes mellitus unterscheidet sich von der üblichen Risikobeurteilung bei postmenopausalen Frauen oder Männern. Die Grundlage für die Beurteilung des Frakturrisikos bildet in Deutschland die Osteoporose-Leitlinie des Dachverbands Osteologie (DVO) (Thomasius et al. 2018). Darin wird als Indikationsschwelle für eine Basisdiagnostik ein 20%iges 10-Jahres-Risiko für Frakturen aufgrund der klinischen Konstellation angesetzt. Neben den allgemeinen Risikofaktoren sind der T1D bei postmenopausalen Frauen und Männern ab dem 50. Lebensjahr und der T2D bei Frauen ab dem 50. Lebensjahr und bei Männern ab dem 60. Lebensjahr eine Indikation für die Durchführung einer Basisdiagnostik. Die Diagnostik beinhaltet neben der Anamnese und dem klinischen Befund eine Knochendichtemessung, ein Basislabor zum Ausschluss weiterer sekundärer Osteoporosen und ein Röntgenbild der Wirbelsäule bei klinischem Verdacht auf eine Wirbelkörperfraktur. Das DVO-Modell zur Bestimmung der Therapieschwelle fokussiert als Endpunkt auf Hüft- oder Wirbelkörperfrakturen. Grundsätzlich besteht eine Therapieindikation bei Niedrigtraumafrakturen an der Wirbelsäule oder am proximalen Femur und einem T-Score in der DXA von <-2,0. Wenn keine Frakturen vorliegen, erfolgt die Beurteilung nach Risikoprofil, das sich aus Alter, Geschlecht, dem T-Score der Knochendichte und weiteren Risikofaktoren ergibt. Bei bestimmten Risikokonstellationen wird die Therapieschwelle angehoben, darunter: bei Vorliegen eines T1DM um einen 1,0 höheren T-Score, bei Vorliegen einer Therapie mit Glitazonen oder multiplen Stürzen um einen 0,5 höheren T-Score. Auch das von einer WHO-Arbeitsgruppe erstellte FRAX-Rechentool kann für die Risikobeurteilung angewendet werden. Im FRAX ist das spezifische Risiko des T1D für eine sekundäre Osteoporose als eigenständiger Risikofaktor aufgenommen (Kanis et al. 2010). Die sichere Abschätzung des Frakturrisikos ist insbesondere bei Patienten mit T2D eine klinische Herausforderung, weil in den üblichen Rechenmodellen bisher lediglich die allgemeine Risikoerhöhung durch den T1D abgebildet ist und keine individuellen krankheitsspezifischen Konstellationen berücksichtigt sind. Sowohl die auf dem FRAX-Rechenmodell als die auf alleinigen Knochendichtemessung basierende Risikoabschätzung unterschätzen vermutlich das reale Frakturrisiko bei Patienten mit T1D und T2D. Ein aktuell von der Bone and Diabetes Working Group of IOF vorgeschlagener Algorithmus fasst den derzeitigen Stand der Kenntnis für den klinischen Einsatz zusammen (▶ Abb. 1.3) (Ferrari et al. 2018).

Therapeutisch sollten eine ausreichende Kalzium- und Vitamin-D-Versorgung sichergestellt sein. Für Patienten ohne eine spezifische Osteoporosetherapie wird eine Kalziumzufuhr von 1.000 mg täglich mit der Nahrung als Basistherapie empfohlen. Nur wenn diese nicht ausreichend ist, sollte eine Supplementierung erfolgen. Eine Supplementierung mit 800 bis 1.000 Einheiten Vitamin-D3 täglich wird empfohlen.

Die spezifische Therapie der Osteoporose bei Diabetes mellitus wurde bisher nicht separat in klinischen Studien untersucht. Daten zur Wirksamkeit der Medikamente können daher lediglich aus *post hoc*-Analysen von Subgruppen der Zulassungsstudien sowie einigen Beobachtungsstudien abgeleitet werden. Diese zeigen eine Verbesserung der Knochendichte unter der Therapie mit Alendronat, Risedronat und Teriparatid bei Patienten mit Diabetes mellitus (Ferrari et al. 2018). Daten zu weiteren Medikamenten sowie Daten zur Reduktion des Frakturrisikos liegen nicht vor. In der Primärprävention von Frakturen sollten Bisphosphonate oder Denosumab unter Berücksichtigung entsprechender Komorbiditäten (z. B. GFR < 35 ml/min pro 1,73 m² als Kontraindikation für Bisphosphonate) eingesetzt werden. Für Patienten mit Hüft- oder Wirbelkörperfrakturen und hohem bis sehr hohem Frakturrisiko kommen anabole Therapien (Teriparatid, Abaloparatid oder Romosuzumab) in Betracht (Eastell et al. 2019).

Für Interventionen des Lebensstils sollte berücksichtigt werden, dass eine relevante Gewichtsabnahme mit dem Verlaust von Knochen- und Muskelmasse verbunden sein kann, was das Risiko von Fragilitätsfrakturen erhöht (Villareal et al. 2011). Sarkopenie ist ein Risikofaktor für Stürze und sollte durch eine angemessene Proteinaufnahme und ein körperliches Training verhindert werden (Scott et al. 2017). Eine strenge Kontrolle des Glukosestoffwechsels (HBA1c 6,5–6,9 %/48–52 mmol/mol) ist bei älteren Patienten mit Diabetes mellitus mit einer niedrigen Frakturrate assoziiert (Conway et al. 2016). Allerdings ist zu berücksichtigen, dass sowohl Hypo- als auch Hyperglykämien ein erhöhtes Risiko von Stürzen und Frakturen darstellen (Johnston et al. 2012).

Diabetes spezifische Risikofaktoren sind in folgender Übersicht aufgeführt.

Diabetes-spezifische Risikofaktoren (nach Ferrari et al. 2018)

Allgemeine Risikofaktoren

- FRAX (klinische Risikofaktoren)*
- niedrige Knochendichte
- häufige Stürze

1 Einführung

Krankheitsspezifische Risikofaktoren

- Diabetesdauer > 5 Jahre
- Diabetestherapie: Insulin, TZDs und Sulfonylharnstoffe
- HbA1c > 7 % (53 mmol/mol)
- Mikrovaskuläre Komplikationen: periphere und autonome Neuropathie, Retinopathie, Nephropathie

*Alter, Geschlecht, Gewicht, Größe, frühere Fraktur, familiäre Hüftfraktur, Nikotin, Glukokortikoide, Rheumatoide Arthritis, Alkohol, Knochenmineraldichte

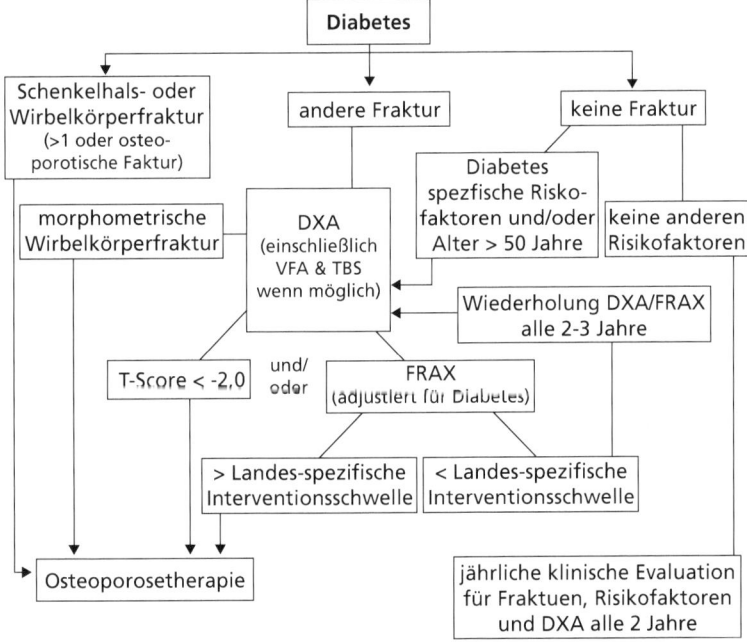

Abb. 1.3: Evaluation des Frakturrisikos bei Patienten mit Diabetes mellitus.

Literatur

Botolin S, McCabe LR (2006) Chronic hyperglycemia modulates osteoblast gene expression through osmotic and non-osmotic pathways. J Cell Biochem, 99(2): p. 411–24.

Cockerill W et al. (2004) Health-related quality of life and radiographic vertebral fracture. Osteoporos Int. 15(2): p. 113–9.

Conway BN et al. (2016) Glycemic control and fracture risk in elderly patients with diabetes. Diabetes Res Clin Pract. 115: p. 47–53.

Eastell R et al. (2019) Pharmacological Management of Osteoporosis in Postmenopausal Women: An Endocrine Society* Clinical Practice Guideline. J Clin Endocrinol Metab. 104(5): p. 1595–1622.

Edwards BJ et al. (2010) Functional decline after incident wrist fractures–Study of Osteoporotic Fractures: prospective cohort study. BMJ. 341: p. c3324.

Ferrari SL et al. (2018) Diagnosis and management of bone fragility in diabetes: an emerging challenge. Osteoporos Int. 29(12): p. 2585–2596.

Fowlkes JL, Bunn RC, Thrailkill KM (2011) Contributions of the Insulin/Insulin-Like Growth Factor-1 Axis to Diabetic Osteopathy. J Diabetes Metab. 1(3).

Hamann C et al. (2012) Bone, sweet bone – osteoporotic fractures in diabetes mellitus. Nat Rev Endocrinol. 8(5): p. 297–305.

Hiligsmann M et al. (2008) Utility values associated with osteoporotic fracture: a systematic review of the literature. Calcif Tissue Int. 82(4): p. 288–92.

Hothersall EJ et al. (2014) Contemporary risk of hip fracture in type 1 and type 2 diabetes: a national registry study from Scotland. J Bone Miner Res. 29(5): p. 1054–60.

Ismail AA et al. (1998) Mortality associated with vertebral deformity in men and women: results from the European Prospective Osteoporosis Study (EPOS). Osteoporos Int. 8(3): p. 291–7.

Janghorbani M et al. (2007) Systematic review of type 1 and type 2 diabetes mellitus and risk of fracture. Am J Epidemiol. 166(5): p. 495–505.

Johnston SS et al. (2012) Association between hypoglycaemic events and fall-related fractures in Medicare-covered patients with type 2 diabetes. Diabetes Obes Metab. 14(7): p. 634–43.

Kanis JA et al. (2010) Development and use of FRAX in osteoporosis. Osteoporos Int. 21 Suppl 2: p. S407–13.

Kanis JA, on behalf of the World Health Organization Scientific Group (1994) Assessment of osteoporosis at the primary health-care level. Technical Report. World Health Organization Collaborating Centre for Metabolic Bone Diseases, University of Sheffield, UK. 2007: Printed by the University of Sheffield.World Health Organization: Assessment of fracture risk and its application to screening for postmenopausal osteoporosis. Technical Report Series 843, Geneva: WHO.

Liu X et al. (2020) Spatiotemporal characterization of microdamage accumulation and its targeted remodeling mechanisms in diabetic fatigued bone. FASEB J. 34(2): p. 2579–2594.

Morin S et al. (2012) Institutionalization following incident non-traumatic fractures in community-dwelling men and women. Osteoporos Int. 23(9): p. 2381–6.

Napoli N et al. (2014) Fracture risk in diabetic elderly men: the MrOS study. Diabetologia. 57(10): p. 2057–65.

Napoli N et al. (2017) Mechanisms of diabetes mellitus-induced bone fragility. Nat Rev Endocrinol. 13(4): p. 208–219.

Napoli N et al. (2018) Vertebral Fracture Risk in Diabetic Elderly Men: The MrOS Study. J Bone Miner Res. 33(1): p. 63–69.

Neal B et al. (2017) Canagliflozin and Cardiovascular and Renal Events in Type 2 Diabetes. N Engl J Med. 377(7): p. 644–657.

o. A. (1993) Consensus development conference: diagnosis, prophylaxis, and treatment of osteoporosis. Am J Med. 94(6): p. 646–50.

Palermo A et al. (2015) Oral anti-diabetic drugs and fracture risk, cut to the bone: safe or dangerous? A narrative review. Osteoporos Int. 26(8): p. 2073–89.

Peasgood T et al. (2009) An updated systematic review of Health State Utility Values for osteoporosis related conditions. Osteoporos Int. 20(6): p. 853–68.

Perkovic V et al. (2019) Canagliflozin and Renal Outcomes in Type 2 Diabetes and Nephropathy. N Engl J Med. 380(24): p. 2295–2306.

Ruanpeng D et al. (2017) Sodium-glucose cotransporter 2 (SGLT2) inhibitors and fracture risk in patients with type 2 diabetes mellitus: A meta-analysis. Diabetes Metab Res Rev. 33(6).

Scheidt-Nave C, Banzer D, Abendroth K (1997) Schlussbericht Multizentrische Studie zu Verteilung, Determination und prädiktivem Wert der Knochendichte in der deutschen Bevölkerung Förderprojekt des Bundesministeriums für Forschung und Technologie Förderkennzeichen 01KM 9304/0. p. 1–45.

Scott D et al. (2017) Sarcopenic Obesity and Its Temporal Associations With Changes in Bone Mineral Density, Incident Falls, and Fractures in Older Men: The Concord Health and Ageing in Men Project. J Bone Miner Res. 32(3): p. 575–583.

Starup-Linde J et al. (2016) Differences in biochemical bone markers by diabetes type and the impact of glucose. Bone. 83: p. 149–155.

Starup-Linde J, Hygum K, Langdahl BL (2018) Skeletal Fragility in Type 2 Diabetes Mellitus. Endocrinol Metab (Seoul). 33(3): p. 339–351.

Strotmeyer ES, Cauley JA (2007) Diabetes mellitus, bone mineral density, and fracture risk. Curr Opin Endocrinol Diabetes Obes. 14(6): p. 429–35.

Thomasius F et al. (2018) DVO Leitlinie 2017 zur Prophylaxe, Diagnostik und Therapie der Osteoporose bei postmenopausalen Frauen und Männern. Osteologie. 27(3): p. 154–160.

Vashishth D et al. (2001) Influence of nonenzymatic glycation on biomechanical properties of cortical bone. Bone. 28(2): p. 195–201.

Vavanikunnel J et al. (2019) Association between glycemic control and risk of fracture in diabetic patients: A nested case-control study. J Clin Endocrinol Metab. May 1;104(5):1645–1654.

Vestergaard P (2007) Discrepancies in bone mineral density and fracture risk in patients with type 1 and type 2 diabetes–a meta-analysis. Osteoporos Int. 18(4): p. 427–44.

Vestergaard P, Rejnmark L, Mosekilde L (2009) Diabetes and its complications and their relationship with risk of fractures in type 1 and 2 diabetes. Calcif Tissue Int. 84(1): p. 45–55.

Vestergaard P, Rejnmark L, Mosekilde L (2005) Relative fracture risk in patients with diabetes mellitus, and the impact of insulin and oral antidiabetic medication on relative fracture risk. Diabetologia. 48(7): p. 1292–9.

Villareal DT et al. (2011) Weight loss, exercise, or both and physical function in obese older adults. N Engl J Med. 364(13): p. 1218–29.

Watts NB et al. (2016) Effects of Canagliflozin on Fracture Risk in Patients With Type 2 Diabetes Mellitus. J Clin Endocrinol Metab. 101(1): p. 157–66.

Weber DR et al. (2015) Type 1 diabetes is associated with an increased risk of fracture across the life span: a population-based cohort study using The Health Improvement Network (THIN). Diabetes Care. 38(10): p. 1913–20.

Yokomoto-Umakoshi M et al. (2017) Association between the risk of falls and osteoporotic fractures in patients with type 2 diabetes mellitus. Endocr J. 64(7): p. 727–734.

1.2.5 Kardiovaskuläre Folgeerkrankungen: Koronare Herzerkrankung mit akutem Koronarsyndrom, arterielle Hypertonie, Vorhofflimmern und Prävention von Schlaganfällen

Philipp Bahrmann

1.2.5.1 Einleitung

Viele kardiologische Erkrankungen sind altersassoziiert, d. h. ihre Inzidenz und Prävalenz nimmt mit dem Alter zu. Neben den allgemeinen Grundlagen der kardiologischen Behandlung gibt es beim hochbetagten Patienten klinische und therapeutische Besonderheiten, die im vorliegenden Kapitel anhand der für die Altersmedizin besonders relevanten Krankheitsbilder – Koronare Herzerkrankung mit akutem Koronarsyndrom, arterielle Hypertonie, Vorhofflimmern und Prävention von Schlaganfällen – dargestellt werden sollen.

1.2.5.2 Koronare Herzerkrankung mit akutem Koronarsyndrom

Die instabile Angina pectoris, das akute Koronarsyndrom ohne ST-Streckenhebung (NSTE-ACS) und der ST-Streckenhebungsinfarkt (STEMI) sind die drei Manifestationsformen des *akuten Koronarsyndroms* (ACS), das als akute Folge einer *koronaren Herzerkrankung* zu erklären ist (Bahrmann, Heppner et al. 2011). In den entwickelten Industrieländern tritt das ACS zunehmend häufiger bei älteren Patienten auf. Dabei ist höheres Alter der wichtigste Prädiktor der Sterblichkeit (Fox et al. 2006). Im Jahr 2004 war das ACS in den USA für 35% aller Todesfälle bei Personen, die älter als 65 Jahre waren, verantwortlich (Alexander et al. 2007). Einerseits können aufgrund von vorbestehenden Komorbiditäten, wie Typ-2-Diabetes mellitus, chronischer Niereninsuffizienz, früheren Myokardinfarkten, Herzinsuffizienz und Schlaganfällen, mehr Komplikationen bei älteren Patienten auftreten. Andererseits erhalten ältere Patienten seltener eine evidenzbasierte medizinische Versorgung und Reperfusionstherapie als jüngere Patienten, da sie häufiger atypische oder keine Beschwerden aufweisen. Sowohl die Krankenhauseinweisung als auch die Diagnostik und Therapie im Krankenhaus können sich dadurch verzögern. Das bei alten Patienten am häufigsten anzutreffende Leitsymptom ist nicht der typische Brustschmerz, sondern Luftnot bzw. Dyspnoe (Bahrmann, Popp et al. 2012). Bisweilen können auch andere unspezifische Symptome bei älteren Patienten auftreten, wie z. B. Synkope, Unwohlsein oder Verwirrtheit. Insbesondere in diesen Fällen könnte das zugrunde liegende ACS längere Zeit unerkannt bleiben (Brieger et al. 2004).

ST-Streckenhebungsinfarkt (STEMI)

Sind persistierende ST-Streckenhebungen im Elektrokardiogramm (EKG) vorhanden, liegt ein Herzinfarkt im Sinne eines ST-Streckenhebungsinfarkts (STEMI) vor. Die Reperfusionstherapie ist bei allen Patienten mit der Zeit ab Symptombeginn >12 h Dauer und persistierender ST-Streckenerhöhung indiziert (Neumann et al. 2018). Insbesondere beim STEMI ist das Intervall zwischen Aufnahme und Reperfusionstherapie bei älteren im Vergleich zu jüngeren Patienten häufig verlängert. Im unmittelbaren Krankheitsverlauf treten daher Komplikationen wie eine akute Herzinsuffizienz oder Herzrhythmusstörungen auf (Alexander et al. 2007). Generell muss konstatiert werden, dass bei älteren Patienten mit STEMI im Vergleich zu jüngeren die Rate einer erfolgreichen Koronarintervention geringer und das Risiko von periinterventionellen Komplikationen höher ist (Dziewierz et al. 2012). Ältere Patienten weisen überdies eine höhere Rate an schweren Blutungen und nachfolgendem Transfusionsbedarf aufgrund von Nebenwirkungen der verabreichten Antikoagulanzien auf. Beide Punkte haben sich als wichtige prädisponierende Faktoren für eine erhöhte Sterblichkeit erwiesen (Nauta et al. 2012). Aufgrund dieser aber auch anderer Gründe, wie zum Beispiel einer Lungenstauung, supraventrikulären Herzrhythmusstörung, chronischen Niereninsuffizienz, Adipositas, kognitiven Beeinträchtigungen, einem Zustand nach Myokardinfarkt oder Schlaganfall, erhalten ältere Patienten mit STEMI, die per se für eine Reperfusionstherapie geeignet wären, nach dem Prinzip des *primum nil nocere* tatsächlich seltener eine Koronarintervention als jüngere Patienten (Gharacholou et al. 2010).

Akutes Koronarsyndrom ohne ST-Streckenhebung (NSTE-ACS)

Häufiger als die Diagnose eines STEMI wird bei älteren Patienten die eines akuten Koronarsyndroms ohne ST-Streckenhebung (NSTE-ACS) gestellt (Bahrmann, Bertsch et al. 2012). Nur etwa 20–30 % der NSTE-ACS weisen jedoch zum Zeitpunkt der Vorstellung ischämisch-typische EKG-Veränderungen auf, wie ST-Streckensenkungen und/oder T-Negativierungen (Neumann et al. 2018). Somit kommt dem Biomarker Troponin beim NSTE-ACS eine entscheidende Bedeutung bei der weiteren Diagnose zu, da dieser wegen der hohen Sensitivität und Spezifität hinsichtlich des Nachweises eines myokardialen Zellurntergangs als diagnostischer Goldstandard angesehen wird. Eine Erhöhung oberhalb der 99. Perzentile der Normalpopulation ist als einheitlicher Grenzwert einer Myokardschädigung definiert. Dafür sollte der verwendete Labortest den Grenzwert mit

1 Einführung

ausreichender Präzision messen können (Variationskoeffizient < 10%). Sowohl das hochsensitive Troponin T als auch das Troponin I erfüllen diese Vorgaben (Bahrmann, Heppner et al. 2012). Ein NSTE-ACS kann entweder bei erhöhtem Troponinspiegel einem Nicht-ST-Streckenhebungsinfarkt (NSTEMI) oder bei normalem Troponinspiegel einer instabiler Angina pectoris zugeordnet werden (Bahrmann, Bahrmann et al. 2012). Erhöhte Troponinspiegel dienen in der Zusammenschau von klinischen Beschwerden, ischämietypischen EKG-Veränderungen und/oder zeitabhängiger Dynamik des Biomarkers Troponin zur Diagnostik eines NSTEMI (Bahrmann, Christ et al. 2012; Bahrmann, Bertsch et al. 2016). Die Troponin 0/1-Stunden- und 0/2-Stunden-Algorithmen haben eine höhere Sensitivität und negative prädiktive Werte als der Troponin 0/3-Stunden-Algorithmus zur Diagnostik eines NSTEMI (Cho-Han Chiang et al. 2022, Bahrmann P, Bertsch et al. 2016).

Patienten mit NSTEMI, die Hochrisikokriterien wie eine refraktäre Angina pectoris oder rezidivierende pektanginöse Beschwerden trotz der Einleitung einer medikamentösen Therapie aufweisen, ausgeprägte ST-Streckensenkungen oder rezidivierende ventrikuläre Arrhythmien im EKG aufweisen, Zeichen einer hämodynamischen Instabilität oder schweren Herzinsuffizienz zeigen, sollten einer sofortigen invasiven Diagnostik zugeführt werden (Neumann et al. 2018). Ähnlich wie beim STEMI erhalten ältere Menschen auch hier seltener eine Koronarintervention, obwohl gerade dadurch Patienten jenseits des 65. Lebensjahrs von einem nachfolgenden niedrigeren Herzinsuffizienz- und Reinfarktrisiko und letztendlich einer niedrigeren Krankenhaussterblichkeit profitieren könnten (Bach et al. 2004). Dieses Phänomen wird allgemein auch als »Risiko-Behandlungs-Paradoxon« bezeichnet (Fox et al. 2010) und betrifft insbesondere auch NSTE-ACS-Patienten, die sich mit beginnenden kognitiven Beeinträchtigungen vorstellen (Gharacholou et al. 2011).

Liegt eine instabile Angina pectoris ohne Troponinerhöhung vor, ist der betroffene Patient einer Niedrigrisikogruppe zuzuordnen. Da auch in dieser Gruppe ein nicht zu vernachlässigendes Risiko für einen akuten Infarkt im Kurzzeitverlauf vorliegt, erfolgt zur weiteren Risikostratifizierung und Therapieplanung eine nichtinvasive Diagnostik, z. B. durch Echokardiografie, Ergometrie (Belastungs-EKG) oder 6-Minuten-Gehtest.

Im Gegensatz zu diesen generellen, für Deutschland eher zutreffenden Trends, zeigte sich in einer Registerstudie aus den Niederlanden eine Verbesserung der evidenzbasierten medizinischen Versorgung und Reperfusionstherapie beim ACS in allen Altersgruppen zwischen 1985 und 2008. Diese Verbesserung in der Behandlung führte zu einer signifikanten Senkung der Sterblichkeit, insbesondere bei älteren Patienten (Nauta et al. 2012). Diese Daten aus den Niederlanden unterstreichen das Optimierungspotenzial bei älteren Patienten mit ACS.

Bei Menschen mit Diabetes, die ein erhöhtes Risiko für ein kardiovaskuläres Ereignis haben, sollten Medikamente zur Diabetestherapie verwendet werden, die nachweislich dieses Risiko senken können. Die Nationale Versorgungsleitlinie Typ-2-Diabetes mellitus empfiehlt nach Ausschöpfen der nichtmedikamentösen Basistherapie eine Kombinationstherapie von Metformin und SGLT-2 Hemmer (oder GLP-1 RA), soweit keine Kontraindikationen für diese Substanzgruppe vorliegt.

Merke

Das bei alten Patienten am häufigsten anzutreffende Leitsymptom bei einem akuten Koronarsyndrom ist nicht der typische Brustschmerz, sondern Luftnot. Bisweilen können auch andere unspezifische Symptome bei älteren Patienten auftreten, wie z. B. Synkope, Unwohlsein oder Verwirrtheit.

Bei Menschen mit Diabetes, die ein erhöhtes Risiko für ein kardiovaskuläres Ereignis haben, sollten Medikamente zur Diabetestherapie verwendet werden, die nachweislich dieses Risiko senken können.

1.2.5.3 Arterielle Hypertonie

Die arterielle Hypertonie ist ein häufiges Problem bei älteren Patienten. Die Prävalenz im Alter liegt bei bis zu 60–80 % (Ostchega et al. 2007). Besonders die isolierte systolische Hypertonie, die als systolischer Blutdruck ≥ 140 mmHg bei einem diastolischen Blutdruck < 90 mmHg definiert wird, liegt knapp drei Viertel aller Fälle einer arterieller Hypertonie zugrunde (Franklin et al. 2001). Die isolierte systolische Hypertonie ist mit einer zwei- bis vierfachen Risikoerhöhung für einen Myokardinfarkt, eine linksventrikuläre Hypertrophie, eine Niereninsuffizienz, einen Schlaganfall und eine kardiovaskuläre Sterblichkeit vergesellschaftet. Das Risiko für die Entstehung einer koronaren Herzerkrankung ist bei älteren Patienten direkt proportional zum systolischen Blutdruck und umgekehrt proportional zum diastolischen Blutdruck vergesellschaftet (Protogerou et al. 2007). Auch Hirnschäden sind bei erhöhtem systolischen Blutdruck früh nachweisbar und das Risiko einer Demenz kann entsprechend steigen.

Die aktuellen Leitlinien der Europäischen Gesellschaft für Kardiologie empfehlen, die Diagnose des Bluthochdrucks auf Folgendes zu stützen: Entweder wiederholte Blutdruckmessungen in der Praxis oder Blutdruckmessungen außerhalb der Praxis mit einer ambulanten 24-Stunden-Blutdruckmessung und/oder wiederholter Messung des Blutdrucks zu Hause, wenn logistisch und wirtschaftlich vertretbar. Eine blutdrucksenkende medikamentöse Behandlung und Lebensstilintervention wird für fitte ältere Patienten (> 65 Jahre, aber nicht > 80 Jahre) empfohlen, wenn der systolische Blutdruck im Bereich zwischen 140 und 159 mmHg liegt, sofern die Behandlung gut vertragen wird. Bei älteren Patienten (> 65 Jahre) empfiehlt es sich, den systolischen Blutdruck auf einen Bereich zwischen 130 und 139 mmHg auszurichten. Ein systolischer Blutdruck-Zielbereich von 130–139 mmHg wird auch bei Patienten, die älter als 80 Jahre sind, empfohlen, sofern dies toleriert wird. Ein diastolisches Blutdruck-Ziel von < 80 mmHg sollte für alle hypertensiven Patienten unabhängig von Risiko und Begleiterkrankungen in Betracht gezogen werden.

Es wird empfohlen, eine antihypertensive Behandlung mit einer Kombination aus zwei Medikamenten einzuleiten, vorzugsweise in einer Kombination aus einer Pille. Ausnahmen sind gebrechliche ältere Patienten und Patienten mit niedrigem Risiko und mit Hypertonie Grad 1 (insbesondere bei systolischem Blutdruck < 150 mmHg) (Bryan et al. 2018).

Die Nationale Versorgungsleitlinie Typ-2-Diabetes mellitus von 2021 empfiehlt einen Orientierungswert zur Blutdrucksenkung unter 140/90 mmHg. Die individuelle Zielvereinbarung erfolgt unter Berücksichtigung von Verträglichkeit, funktionellem Status, Alter, Kognition und Komorbiditäten.

In der neuesten Konsultationsfassung der NVL »Arterielle Hypertonie« wird as Ziel der Blutdruckeinstellung ein Korridor definiert. Die Eckwerte liegen zwischen 120/70 und 160/90 mmHg, mit einem mittleren Wert unter 140/90 mmHg. Je nach Lebenserwartung, Alter, kardiovaskulärem Risiko, Einfluss einer Polymedikation und Präferenz der Patientinnen und Patienten sollen in einer partizipativen Entscheidung mit den Patienten gemeinsam die zu erreichenden Zielwerte festgelegt werden. So wird man zum Beispiel bei jüngeren Patienten mit Diabetes und großer Proteinurie den Blutdruck sehr niedrig einstellen wollen, während man sich bei biologisch älteren Patienten mit orthostatischen Symptomen und einer Polymedikation durchaus mit höheren Blutdruckzielen zufriedengeben wird (Bundesärztekammer et al. 2022).

Ältere Menschen mit Hypertonie neigen eher zu einer orthostatischen Dysregulation als jüngere Patienten. Allgemein wird angenommen, dass eine orthostatische Dysregulation durch blutdrucksenkende Medikamente verstärkt und damit Sturzereignisse bei älteren Patienten begünstigt werden. Bei niedrigen Initialdosen und vorsichtiger Dosistitration der blutdrucksenkenden Medikamente zeigt sich jedoch kein signifikant erhöhtes Risiko für Stürze (Räihä et al. 1995). Daher sollen die Blutdruckmessungen auch am stehenden Patienten vorgenommen werden, die Blutdrucksenkung langsam erfolgen und vom behandelnden Arzt engmaschig überwacht werden (Bahrmann, Haack et al. 2011).

> **Merke**
>
> Die Nationale Versorgungsleitlinie Typ-2-Diabetes mellitus empfiehlt einen Orientierungswert zur Blutdrucksenkung unter 140/90 mmHg. Die individuelle Zielvereinbarung erfolgt unter Berücksichtigung von Verträglichkeit, funktionellem Status, Alter, Kognition und Komorbiditäten.

1.2.5.4 Vorhofflimmern und Prävention von Schlaganfällen

Eine der wichtigsten Folgeerkrankungen der arteriellen Hypertonie ist Vorhofflimmern. Die Inzidenz nimmt mit dem Alter deutlich zu: Mehr als

1 Einführung

5 % der Patienten über 70 Jahre haben Vorhofflimmern. Diabetes ist ein signifikanter Risikofaktor für das Auftreten von Vorhofflimmern. Zudem haben Patienten mit Vorhofflimmern und Diabetes eine deutliche Übersterblichkeit im Vgl. zu Patienten mit Vorhofflimmern ohne Diabetes. Da viele ältere Patienten mit Vorhofflimmern oft asymptomatisch bleiben, wird die tatsächliche Inzidenz bei älteren Patienten aber mehr als doppelt so hoch eingeschätzt. Bei Patienten > 65 Jahre wird ein Screening auf Vorhofflimmern durch gelegentliche Pulsmessung und/oder EKG-Aufzeichnung bei Arztbesuchen empfohlen. Bei allen Patienten erhöht Vorhofflimmern fünffach das Schlaganfallrisiko unabhängig von anderen Risikofaktoren. Hervorzuheben ist, dass Schlaganfälle die dritthäufigste Todesursache und die häufigste Ursache einer dauerhaften Behinderung im Alter darstellen (Kalra et al. 1999, Howard et al. 2001). Diabetes mellitus ist der stärkste unabhängige Riskofaktor für einen Schlaganfall. Es ist im Vgl. zu Menschen ohne Diabetes um 70 % erhöht.

Aus diesem Grund ist eine konsequente Therapie des Vorhofflimmerns für ältere Patienten so bedeutsam. Die Frequenzkontrolle mittels Betablocker und/oder Digitalis steht bei ihnen vor der Rhythmuskontrolle mittels elektrischer Kardioversion. Zur Prävention von thromboembolischen Komplikationen, insbesondere Schlaganfällen, ist die orale Antikoagulation entscheidend. Bei entsprechenden Risikopatienten, die mit Hilfe des CHA_2DS_2-VASc-Score (▶ Tab. 1.5) einfach identifiziert werden können, stehen neben Vitamin-K-Antagonisten (VKA) auch nicht-VKA orale Antikoagulanzien zur Verfügung. Insbesondere Vitamin-K-Antagonisten haben gerade bei älteren Patienten eine Reihe von bedeutsamen Nachteilen: Einerseits besteht eine oft unvorhersehbare Dosis-Wirkung-Beziehung, da mit zunehmendem Alter die Dosis für die gleiche Wirkung geringer wird und vor allem ältere Frauen initial niedrigere Dosen benötigen (James et al. 1992, Wynne et al. 1996, Garcia et al. 2005); andererseits gibt es zahlreiche Interaktionen zwischen Vitamin-K-Antagonisten und Vitamin-K-haltigen Lebensmitteln sowie Medikamenten (Wells et al. 1994). Letztendlich beeinflussen auch individuelle genetische Unterschiede die Dosis-Wirkung-Beziehung von Vitamin-K-Antagonisten (Ansell et al. 2008). Dagegen wirken die nicht-VKA orale Antikoagulanzien als Antagonisten der Gerinnungsfaktoren Xa (wie Rivaroxaban, Apixaban und Edoxaban) oder IIa (wie Dabigatran) hochselektiver und direkter als Vitamin-K-Antagonisten innerhalb der plasmatischen Gerinnungskaskade. In großen multizentrischen Studien haben sie ihre Wirksamkeit bei der Prävention von Schlaganfällen durch eine bessere Dosis-Wirkungs-Beziehung, weniger Komplikationen und eine einfache Handhabung ohne Gerinnungskontrollen bewiesen (Connolly et al. 2009, Granger et al. 2011, Patel et al. 2011, Giugliano et al. 2013).

Tab. 1.5: Abschätzung des thrombembolischen Risikos bei Vorhofflimmern mit dem CHA_2DS_2-VASc-Score. Hierbei können maximal 9 Punkte erreicht werden.

	Risikofaktoren	Score
C	Herzinsuffizienz	1
H	Arterielle Hypertonie	1
A_2	Alter > 75 Jahre	2
D	Diabetes mellitus	1
S_2	Früherer Apoplex oder TIA	2
V	Gefäßerkrankung*	1
A	Alter 65–74 Jahre	1
Sc	Geschlechtskategorie (weiblich)	1

TIA = transitorisch ischämische Attacke; *früherer Myokardinfarkt, periphere arterielle Verschlusskrankheit, Aortenplaque (adaptiert und übersetzt nach Members et al. 2012)

Die Risikoabwägung für Vitamin-K-Antagonisten oder nicht-VKA orale Antikoagulanzien bleibt bei alten Patienten sehr individuell und kann auch unter Zuhilfenahme des geriatrischen Assessments, zum Beispiel Mini-Mental-Status- und/oder Geldzähltest nach Nikolaus und Timed-up-and-go-Test, klinisch entschieden werden. Wenn eine orale Antikoagulation bei Patienten mit Vorhofflimmern erstmalig verschrieben wird, werden nicht-VKA orale Antikoagulanzien gegenüber Vitamin-K-Antagonisten bevorzugt empfohlen (Bahrmann, Christ et al. 2018).

Eine orale Antikoagulation zur Thrombembolie-Prävention wird für alle männlichen Patienten mit Vorhofflimmern und einem CHA_2DS_2-VASc-Score > 2 oder höher empfohlen. Sie wird für alle weiblichen Patineten mit Vorhofflimmern mit einem CHA_2DS_2-VASc-Score > 3 oder höher empfohlen. Vitamin-K-Antagonisten (INR 2,0–3,0 oder höher) werden zur Schlaganfall-Prävention bei Patienten mit Vorhofflimmern und mittelgradiger/schwerer Mitralklappenstenose oder mechanischen Herzklappen empfohlen. Es gibt mehrere Blutungs-Risikoscores. Risikofaktoren für Blutungen überschneiden sich meist mit denen für Schlaganfall. Ein hoher Blutungs-Risikoscore (HAS-BLED-Score) (▶ Tab. 1.6) sollte in der Regel nicht dazu führen, auf eine orale Antikoagulation zu verzichten. Vielmehr sollten Blutungsrisikofaktoren identifiziert und behandelbare Faktoren korrigiert werden (Kirchhof et al. 2016).

Tab. 1.6: Abschätzung des Blutungsrisikos bei Vorhofflimmern mit dem HAS-BLED-Score. Die höchstmögliche Punktzahl ist 9. Bei einer Punktzahl von 3 oder mehr ist von einem erhöhten Blutungsrisiko durch die Antikoagulation auszugehen. Dies muss gegen den präventiven Effekt der Antikoagulation abgewogen werden.

H	Hypertonie	1 Punkt
A	Abnormale Nierenfunktion/Leberfunktion	je 1 Punkt
S	Schlaganfall in der Anamnese	1 Punkt
B	Blutung in der Anamnese	1 Punkt
L	labile INR-Einstellung	1 Punkt
E	Alter > 65 (elderly)	1 Punkt
D	Medikamente, Alkohol (drugs)	je 1 Punkt

Die Gefahr eines Sturzes und das damit verbundene Blutungsrisiko stellt aber nach einer Risiko-Nutzen-Abwägung zur Prävention thrombembolischer Komplikationen weder eine relative noch absolute Kontraindikation gegen eine orale Antikoagulation bei älteren Patienten dar (Sellers und Newby 2011).

1.2 Begleit- und Folgeerkrankungen

Patienten, die eine perkutane koronare Intervention erhalten und klare Indikation für eine orale Antikoagulation (nichtvalvuläres Vorhofflimmern, CHA2DS2-VASc Score ≥ 2) haben, sollten eine Triple-Therapie erhalten (I-C-Empfehlung).
Dies gibt die Therapie-Stratifizierung nach Blutungsrisiko (HAS-BLED-Score) vor.

1. Bei niedrig/intermediärem Blutungsrisiko (HAS-BLED ≤ 2) empfiehlt sich eine Dreifachtherapie (ASS plus Clopidogrel plus Antikoagulans) für zunächst sechs Monate, gefolgt von einer Zweifachtherapie (ASS oder Clopidogrel plus Antikoagulans) für weitere sechs Monate (IIaC-Empfehlung).
2. Bei Patienten mit sehr hohem Blutungsrisiko (HAS-BLED > 2) ist eine Dreifachtherapie für einen Monat, gefolgt von einer 11-monatigen Zweifachtherapie empfohlen (IIb-B-Empfehlung).
3. Von einer Dreifachtherapie mit Ticagrelor oder Prasugrel wird aufgrund des in Studien nachgewiesenen deutlich erhöhten Blutungsrisikos grundsätzlich abgeraten (III-C-Empfehlung). Eine Triple-Therapie sollte so kurz wie möglich verordnet und durch die Gabe eines Protonenpumpeninhibitors ergänzt werden.

Im Gegensatz zu den alten Leitlinien wird auch bei Patienten mit Indikation zur OAK generell der Einsatz von DES der neuen Generation anstelle von »bare metal stent« (BMS) empfohlen (IIa-B-Empfehlung) (Mchilli et al. 2017).

Merke

Die Gefahr eines Sturzes bei Patienten mit Vorhofflimmern unter oraler Antikoagulation und das damit verbundene Blutungsrisiko stellt aber nach einer Risiko-Nutzen-Abwägung zur Prävention thromboembolischer Komplikationen weder eine relative noch absolute Kontraindikation gegen eine orale Antikoagulation bei älteren Patienten dar.

Literatur

Alexander KP, Newby LK, Armstrong PW et al. (2007) Acute Coronary Care in the Elderly, Part II. Circulation 115:2570–2589.

Alexander KP, Newby LK, Cannon CP et al. (2007) Acute Coronary Care in the Elderly, Part I. Circulation 115:2549–2569.

Ansell J, Hirsh J, Hylek E et al. (2008) Pharmacology and Management of the Vitamin K Antagonists: American College of Chest Physicians Evidence-Based Clinical Practice Guidelines (8th Edition). Chest 133:160S–198S.

Bach RG, Cannon CP, Weintraub WS et al. (2004) The Effect of Routine, Early Invasive Management on Outcome for Elderly Patients with Non-ST-Segment Elevation Acute Coronary Syndromes. Ann Intern Med 141:186–195.

Bahrmann P, Bahrmann A, Breithardt O-A et al. (2012) Additional diagnostic and prognostic value of copeptin ultra-sensitive for diagnosis of Non-ST-Elevation Myocardial Infarction in older patients presenting to the emergency department. Clin Chem Lab Med: doi 10.1515/cclm-2012–0401.

Bahrmann P, Bertsch T, Sieber CC, Christ M (2016) Management of patients with chest pain presenting to the emergency department: in need for the implementation of the 1 h rapid rule-out algorithm using high-sensitivity troponin I assays in clinical practice. Ann Transl Med. 2016 Jan;4(1):18. Doi: 10.3978/j.issn.2305-5839.2015.12.31.

Bahrmann P, Bertsch T, Christ M et al. (2012) Diagnose des akuten Koronarsyndroms beim älteren Patienten in der Notaufnahme. Dtsch med Wochenschr 137:177–180.

Bahrmann P, Christ M, Bahrmann A et al. (2012) A 3-Hour Diagnostic Algorithm for Non-ST-Elevation Myocardial Infarction Using High Sensitivity Cardiac Troponin T in Unselected Older Patients Presenting to the Emergency Department. JAMDA:doi 10.1016/j.jamda.2012.1012.1005.

Bahrmann P, Christ M (2018) Anticoagulation in geriatric patients with atrial fibrillation : With what and for whom no more? Herz. 2018 May;43(3):214–221. Doi: 10.1007/s00059–017–4665-z.

Bahrmann P, Haack A, Sieber CC (2011) Iatrogenität. Dtsch med Wochenschr 136:1169–1171.

Bahrmann P, Heppner HJ, Christ M et al. (2012) Early detection of Non-ST-Elevation Myocardial Infarction in geriatric patients by a new high-sensitive cardiac Troponin T assay. Aging Clin Exp Res 24:290–294.

Bahrmann P, Popp S, Bertsch T et al. (2012) Diagnostische Abklärung des akuten Koronarsyndroms bei älteren Patienten in der Notaufnahme. Notfall Rettungsmed: doi 10.1007/s10049–10012–11622–10045.

Brieger D, Eagle KA, Goodman SG et al. (2004) Acute Coronary Syndromes Without Chest Pain, An Underdiagnosed and Undertreated High-Risk Group. Chest 126:461–469.

Bundesärztekammer (BÄK), Kassenärztliche Bundesvereinigung (KBV), Arbeitsgemeinschaft der Wissenschaftlichen Medizinischen Fachgesellschaften (AWMF): Nationale VersorgungsLeitlinie Hypertonie – Konsultationsfassung, Version 1.0: https://www.leitlinien.de/themen/hypertonie/konsultation/konsultationsfassung.pdf (letzter Zugriff: 02.08.2023). AWMF-Register-Nr.: nvl-009; 2022.

Chiang CH, Chiang CH, Pickering JW et al. (2022) Performance of the European Society of Cardiology 0/1-Hour, 0/2-Hour, and 0/3-Hour Algorithms for Rapid Triage of Acute Myocardial Infarction: An International Collaborative Metaanalysis. Ann Intern Med. 2022 Jan;175(1):101–113. doi: 10.7326/M21-1499. Epub 2021 Nov 23. PMID: 34807719.

Connolly SJ, Ezekowitz MD, Yusuf S et al. (2009) Dabigatran versus Warfarin in Patients with Atrial Fibrillation. N Engl J Med 361:1139–1151.

Dziewierz A, Siudak Z, Rakowski T et al. (2012) Age-related differences in treatment strategies and clinical outcomes in unselected cohort of patients with ST-segment elevation myocardial infarction transferred for primary angioplasty. J Thromb Thrombolysis 34:214–221.

Flather MD, Shibata MC, Coats AJS et al. (2005) Randomized trial to determine the effect of nebivolol on mortality and cardiovascular hospitaö admission in elderly patients with heart failure (SENIORS). Eur Heart J 26:215–225.

Fox KAA, Clayton TC, Damman P et al. (2010) Long-Term Outcome of a Routine Versus Selective Invasive Strategy in Patients With Non-ST-Segment Elevation Acute Coronary Syndrome: A Meta-Analysis of Individual Patient Data. J Am Coll Cardiol 55:2435–2445.

Fox KAA, Dabbous OH, Goldberg RJ et al. (2006) Prediction of risk of death and myocardial infarction in the six months after presentation with acute coronary syndrome: prospective multinational observational study (GRACE). BMJ 333:1091.

Franklin SS, Jacobs MJ, Wong ND et al. (2001) Predominance of Isolated Systolic Hypertension Among Middle-Aged and Elderly US Hypertensives : Analysis Based on National Health and Nutrition Examination Survey (NHANES) III. Hypertension 37:869–874.

Garcia D, Regan S, Crowther M et al. (2005) Warfarin Maintenance Dosing Patterns in Clinical Practice: Implications for Safer Anticoagulation in the Elderly Population. Chest 127:2049–2056.

Georgiadou P, Sbarouni E, Karavolias GK et al. (2013) Transcatheter aortic valve implantation: restoring the qualities of life in old age. Age Ageing 42:21–26.

Gharacholou SM, Alexander KP, Chen AY et al. (2010) Implications and reasons for the lack of use of reperfusion therapy in patients with ST-segment elevation myocardial infarction: Findings from the CRUSADE initiative. Am Heart J 159:757–763.

Gharacholou SM, Reid KJ, Arnold SV et al. (2011) Cognitive impairment and outcomes in older adult survivors of acute myocardial infarction: Findings from the

Translational Research Investigating Underlying disparities in acute Myocardial infarction Patients' Health Status registry. Am Heart J 162:860–869.e861.

Giugliano RP, Ruff CT, Braunwald E et al. (2013) Edoxaban versus warfarin in patients with atrial fibrillation. N Engl J Med. Nov 28;369(22):2093–104. Doi: 10.1056/NEJMoa1310907.

Granger CB, Alexander JH, McMurray JJV et al. (2011) Apixaban versus Warfarin in Patients with Atrial Fibrillation. N Engl J Med 365:981–992.

Howard PA, Ellerbeck EF, Engelman KK et al. (2001) Warfarin for Stroke Prevention in Octogenarians with Atrial Fibrillation. Am J Geriatr Cardiol 10:139–144.

James A, Britt R, Raskino C et al. (1992) Factors affecting the maintenance dose of warfarin. J Clin Pathol 45:704–706.

Kalra L, Perez I, Melbourn A (1999) Risk Assessment and Anticoagulation for Primary Stroke Prevention in Atrial Fibrillation. Stroke 30:1218–1222.

Khand A, Gemmel I, Clark AL et al. (2000) Is the prognosis of heart failure improving? Journal of the American College of Cardiology 36:2284–2286.

Kirchhof P, Benussi S, Kotecha D et al. (2016) ESC Guidelines for the management of atrial fibrillation developed in collaboration with EACTS. European Heart Journal, Volume 37, Issue 38, 7 October 2016, Pages 2893–2962, https://doi.org/10.1093/eurheartj/ehw210.

Mehilli J, Hamm CW, Landmesser U, Massberg S (2016) Kommentar zu den 2015-Leitlinien der Europäischen Gesellschaft für Kardiologie (ESC) zum Management des akuten Koronarsyndroms ohne ST-Hebungen (NSTE-ACS). Kardiologe.10:351–358 DOI 10.1007/s12181–016–0094–0

Members ATF, Camm AJ, Lip GYH, De Caterina R et al. (2012) 2012 focused update of the ESC Guidelines for the management of atrial fibrillation: An update of the 2010 ESC Guidelines for the management of atrial fibrillation. Developed with the special contribution of the European Heart Rhythm Association. Europace 14:1385–1413.

Neumann F-J, Sousa-Uva M, Ahlsson A et al. (2018) Scientific Document Group. 2018 ESC/EACTS Guidelines on myocardial revascularization. European Heart Journal, ehy394, https://doi.org/10.1093/eurheartj/ehy394

Nauta ST, Deckers JW, Akkerhuis KM et al. (2012) Age-dependent care and long-term (20year) mortality of 14,434 myocardial infarction patients: Changes from 1985 to 2008. Int Jcardiol: http://dx.doi.org/10.1016/j.ijcard.2012.1003.1064.

Ostchega Y, Dillon CF, Hughes JP et al. (2007) Trends in Hypertension Prevalence, Awareness, Treatment, and Control in Older U.S. Adults: Data from the National Health and Nutrition Examination Survey 1988 to 2004. J Am Geriatr Soc 55:1056–1065.

Patel MR, Mahaffey KW, Garg J et al. (2011) Rivaroxaban versus Warfarin in Nonvalvular Atrial Fibrillation. N Engl J Med 365:883–891.

Protogerou AD, Safar ME, Iaria P et al. (2007) Diastolic Blood Pressure and Mortality in the Elderly With Cardiovascular Disease. Hypertension 50:172–180.

Räihä I, Luutonen S, Piha J et al. (1995) Prevalence, predisposing factors, and prognostic importance of postural hypotension. Arch Intern Med 155:930–935.

Rosenhek R, Zilberszac R, Schemper M et al. (2010) Natural History of Very Severe Aortic Stenosis. Circulation 121:151–156.

Sellers MB, Newby LK (2011) Atrial fibrillation, anticoagulation, fall risk, and outcomes in elderly patients. Am Heart J 161:241–246.

Stewart BF, Siscovick D, Lind BK et al. (1997) Clinical factors associated with calcific aortic valve disease. Cardiovascular Health Study. J Am Coll Cardiol 29:630–604.

Von Haehling S, van Veldhuisen DJ, Roughton M et al. (2011) Anaemia among patients with heart failure and preserved or reduced ejection fraction: results from the SENIORS study. European Journal of Heart Failure 13:656–663.

Wells PS, Holbrook AM, Crowther NR et al. (1994) Interactions of Warfarin with Drugs and Food. Ann Intern Med 121:676–683.

Williams B, Mancia G, Spiering W et al. (2018) ESC/ESH Guidelines for the management of arterial hypertension. European Heart Journal, Volume 39, Issue 33, 1 September 2018, Pages 3021–3104, https://doi.org/10.1093/eurheartj/ehy339.

Wynne HA, Kamali F, Edwards C et al. (1996) Effect of Ageing upon Warfarin Dose Requirements: A Longitudinal Study. Age Ageing 25:429–431.

2 Therapie des Diabetes im Alter

2.1 Individuelle Therapieziele

Anke Bahrmann

Die individuellen Fähigkeiten und Ressourcen älterer Menschen müssen bei der Festlegung der Therapieziele und der Therapie des Diabetes mellitus berücksichtigt werden. Steigerung, Erhalt oder wenn möglich verlangsamter Abbau der Lebensqualität sind die obersten Therapieziele für ältere Menschen mit Diabetes. Neben dem individuellen Patientenwunsch braucht eine realistische und informierte Therapiezielfindung die Berücksichtigung der klassischen Begleiterkrankungen, der Lebenserwartung, der psychosozialen Lebensumstände, der Gesundheitskompetenz und der Funktionseinschränkungen im Sinne der sogenannten geriatrischen Syndrome. Häufig können pflegende Angehörige oder Pflegefachkräfte die Diabetestherapie oder Bereiche davon übernehmen und somit, auch wenn nötig, komplexere Therapieformen wie z. B. die Insulininjektion ermöglichen. Dies ist z. B. bei der Therapie des Typ-1-Diabetes im Alter bedeutungsvoll, wenn auch im hohen Lebensalter schwierigere Insulintherapien oder auch eine Insulinpumpentherapie durchgeführt werden müssen. Bei Auftreten von kognitiven Störungen sollte rechtzeitig überlegt werden, ob und wenn ja, wann es sinnvoll ist, komplexe Therapien zu vereinfachen, damit die Betroffenen diese noch selbständig durchführen können.

Ein vorrangiges Therapieziel im hohen Lebensalter ist die Vermeidung von therapiebedingten Akutkomplikationen wie z. B. Hypoglykämien. Aber auch eine Multimedikation sollte so weit wie möglich vermieden werden. Die Praxisempfehlungen der Deutschen Diabetes Gesellschaft empfehlen bei geriatrischen Patienten mit Diabetes mellitus neben Symptomfreiheit und Vermeidung von Hypoglykämien einen HbA1c-Zielbereich zwischen 7–8 % (53–64 mmol/mol) (▶ Tab. 2.1, ▶ Abb. 2.1). Die Konsensus- Statements der International Association of Gerontology and Geriatrics IAGG (Sinclair et al. 2012) von 2012 sehen einen HbA1c-Zielbereich zwischen 7–7,5 % vor (53–58,5 mmol/mol) sowie folgende Empfehlungen zur Blutglukose:

- keine Nüchtern-Blutglukosewerte unter 6 mmol/l (108 mg/dl) (»not below 6«) zur Vermeidung von Hypoglykämien,
- keine Blutglukose-senkende Therapie, bevor die Werte kontinuierlich über 7 mmol/l (126 mg/dl) liegen (»not before 7«),
- keine Blutglukosewerte über 11 mmol/l (198 mg/dl) zur Vermeidung von hyperglykämiebedingten Symptomen und diabetesbedingte Folgeerkrankungen.

Entsprechend der S2k-LL Diabetes im Alter der DDG sollen für alte Menschen mit Typ-2-Diabetes mellitus in Abhängigkeit ihrer Komorbiditäten individualisierte Therapieziele für den Glukosestoffwechsel, Lipidwerte und Blutdruck vereinbart werden.

In der Regel wird je nach Funktionalität ein HbA1c-Zielkorridor zwischen 6,5–7,5 % (47,5–58,5 mmol/mol) bei funktionell unabhängigen alten Menschen mit Diabetes empfohlen, ≤ 8 % (63,9 mmol/mol) bei funktionell leicht eingeschränkten Patienten, ≤ 8,5 % (69,4 mmol/mol) bei funktionell stark eingeschränkten Patienten, sowie Symptomfreiheit in der End-of-life-Situation. Davon weichen die Empfehlungen der Deutschen Gesellschaft für Allgemeinmedizin (DEGAM) und der Deutschen Gesellschaft für Pflegewissenschaft (DGP) ab. Diese empfehlen bei funktionell unabhängigen Patienten in der Regel einen HbA1c-Korridor zwischen 7–8,5 % (53–69,4 mmol/mol) bei Symptomfreiheit bis 9 % (75 mmol/mol). Bei funktionell abhängigen Patienten wird der HbA1c-Bereich individuell mit dem Ziel der Symptomfreiheit festgelegt. Allgemeine Therapieziele des Diabetes mellitus im Alter sind in der folgenden Übersicht zusammengefasst.

Die Empfehlungen des American College of Physicians sehen seit 2018 eine »personalisierte Zielsetzung bei der Blutglukoseeinstellung vor«, die Nutzen und Risiken der Arzneimitteltherapie, Patientenpräferenzen und Kosten berücksichtigen soll. Bei den meisten Patienten mit Typ-2-Diabetes soll das HbA1c-Ziel zwischen 7 und 8 % (53–64 mmol/mol) liegen. Zurückhaltung wird bei Personen über 80 Jahren, Altenheimbewohnern oder Patienten mit schweren chronischen Erkrankungen wie z. b. Demenz, Herzinsuffizienz, COPD oder malignen Erkankungen, deren Lebenserwartungen unter zehn Jahren liegt, angeraten (Quaseem et al. 2018).

Die nationale Versorgungsleitline (NVL) empfiehlt einen HbA1c-Korridor zwischen 6,5–8,5 % (48–69 mmol/mol) in Abhängigkeit von Lebensqualität, Komorbidität, Polymedikation, Risiko für Hypoglykämie und Arzneimittelnebenwirkungen, Belastung durch die Therapie, Ressourcen und Möglichkeiten der Unterstützung, funktionelle und kognitive Fähigkeiten, Diabetesdauer und Patientenwunsch. Dies bedeutet, geringere funktionelle und kognitive Fähigkeiten führen nicht automatisch zur Wahl eines höheren Therapieziels, wenn z. B. Ressourcen der Unterstützung gegeben sind. Ziele sind individualisiert unter dem Gesichtspunkt der partizipativen Entscheidungsfindung und auf Basis des persönlichen Risikoprofils gemeinsam zwischen Arzt und Patienten zu vereinbaren. (Bundesärztekammer (BÄK) et al. 2021).

Bei alten Menschen mit Typ-2-Diabetes sollen für folgende Parameter individualisierte Therapieziele vereinbart werden:

- Glukosestoffwechsel
- Blutdruck (▶ Kap. 1.2.5)
- Lipidstatus (▶ Kap. 1.2.5)

Therapieziele bei älteren Menschen mit Diabetes mellitus modifiziert nach der NVL-Leitlinie 2021 und DDG-S2k-Leitlinie 2018 (Bahrmann et al. 2018)

- Steigerung/Erhalt von Lebensqualität
- Vermeidung von Akutkomplikationen (v. a. schweren Hypoglykämien)

2.1 Individuelle Therapieziele

- Minimierung von therapiebedingten Nebenwirkungen (Hypoglykämien, Vermeidung von Multimedikation, unerwünschte Arzneimittelwechselwirkungen)
- Kompetenzsteigerung der Betroffenen im Umgang mit der Erkrankung
- Vermeidung von Folgeerkrankungen
- Reduktion geriatrischer Syndrome
- Verminderung eines Krankheitsstigmas
- Behandlungszufriedenheit
- Kompetenzsteigerung der Betroffenen
- Förderung der Therapieadhärenz durch individuell angepasste Therapie
- Vermeidung und Behandlung von Symptomen durch die Besserung der Stoffwechseleinstellung
- Behandlung und Besserung von Begleiterkrankungen

Tab. 2.1: Differenzierte Therapieziele für ältere Menschen mit Diabetes, nach Sk2-Leitlinie der Deutschen Diabetes Gesellschaft 2018 »Diabetes im Alter« (Bahrmann A, Bahrmann P et al. 2018)

Patientengruppe	Begründung	HbA1c	BZ vor den Mahlzeiten	Blutdruck
Wenig Begleiterkrankungen Kognitiv nicht eingeschränkt	Lebenserwartung > 15 Jahre Vorteile einer intensiven Therapie können erlebt werden	6,5–7,5 %	100–125 mg/dl	< 140/< 85 mmHg
Sehr alte oder multimorbide oder kognitiv leicht eingeschränkte Patienten	Lebenserwartung < 15 Jahre Vorteile einer intensiven Therapie können nicht erlebt werden. Erhöhtes Hypoglykämie- und Sturzrisiko	< 8,0 %	100–150 mg/dl	150–140/< 90 mmHg
Pflegeabhängige oder kognitiv stark eingeschränkte Patienten	Begrenzte Lebenserwartung	< 8,5 %	100–180 mg/dl	individuell

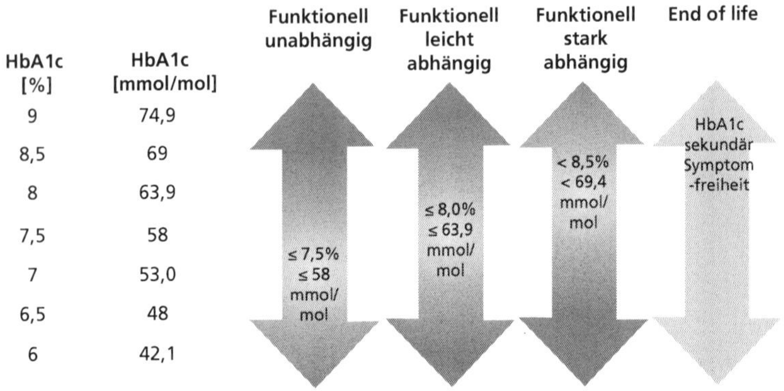

2 Therapie des Diabetes im Alter

HbA1c [%]	HbA1c [mmol/mol]	Funktionell unabhängig	Funktionell leicht abhängig	Funktionell stark abhängig	End of life
9	74,9				
8,5	69			< 8,5% < 69,4 mmol/mol	HbA1c sekundär Symptom-freiheit
8	63,9		≤ 8,0% ≤ 63,9 mmol/mol		
7,5	58	≤ 7,5% ≤ 58 mmol/mol			
7	53,0				
6,5	48				
6	42,1				

Praxistool: HbA1c-Korridore nach Funktionalität unter strikter Vermeidung von Hypoglykämien

Abb. 2.1: Therapieziele für geriatrische Patienten mit Diabetes mellitus (Zeyfang et al. 2021)

> **Merke**
>
> Vorrangige Therapieziele im hohen Lebensalter sind der Erhalt der Lebensqualität sowie die Vermeidung von therapiebedingten Akutkomplikationen wie z. B. Hypoglykämien. In der Regel wird bei geriatrischen, funktionell leicht abhängigen Patienten ein HbA1c-Ziel zwischen 7–8 % (53–63,9 mmol/l) empfohlen.
>
> Die nationale Versorgungsleitline (NVL) Typ-2-Diabetes empfiehlt einen HbA1c-Korridor zwischen 6,5–8,5 % (47,5–69,4 mmol/mol) in Abhängigkeit von Lebensqualität, Komorbidität, Polymedikation, Risiko für Hypoglykämie und Arzneimittelnebenwirkungen, Belastung durch die Therapie, Ressourcen und Möglichkeiten der Unterstützung, funktionelle und kognitive Fähigkeiten, Diabetesdauer und Patientenwunsch.

Literatur

Bahrmann A, Bahrmann P, Baumann J et al. (2018) S2k-Leitlinie Diagnostik, Therapie und Verlaufskontrolle des Diabetes mellitus im Alter. *Diabetologie und Stoffwechsel, 13(05)*, 423–489.

Bahrmann A (2019) Diabetestherapie geriatrischer Patienten: Was sagen die Leitlinien? CardioVasc June 2019, Volume 19, Issue 3, 36–43.

Braun AK, Kubiak T, Kuntsche J et al (2009) SGS: a structured treatment and teaching programme for older patients with diabetes mellitus—a prospective randomised controlled multi-centre trial. Age Ageing 38(4):390–396

Bundesärztekammer (BÄK), Kassenärztliche Bundesvereinigung (KBV), Arbeitsgemeinschaft der Wissenschaftlichen Medizinischen Fachgesellschaften (AWMF) (2021) Nationale VersorgungsLeitlinie Typ-2-Diabetes – Teilpublikation der Langfassung, 2. Auflage. Version 1.

Holt S, Schmiedl S, Thürmann PA (2010) Potentially inappropriate medications in the elderly: the PRISCUS list. Dtsch Arztebl Int. Aug;107(31–32):543–51.

Nikolaus T, Bach M, Specht-Leible N et.al. (1995) The Timed Test of Money Counting: a short physical performance test for manual dexterity and cognitive capacity. Age Ageing 1995; 24(3):257–8.

Nikolaus T, Kruse W, Bach M et al. (1996) Elderly patients problems with medication. An in-hospital and follow-up study. Eur J Clin Pharmacol, 49:255–259.

Quaseem A, Wilt TJ et al. (2018) Hemoglobin A1c Targets for Glycemic Control With Pharmacologic Therapy for Nonpregnant Adults With Type 2 Diabetes Mellitus: A Guidance Statement Update From the American College of Physicians.Ann Intern Med. Apr 17;168(8):569–576)

Sinclair A, Morley JE, Rodriguez-Manas L et al. (2012) Diabetes mellitus in older people: position statement on behalf of the International Association of Gerontology and Geriatrics (IAGG), the European Diabetes Working Party for Older People (EDWPOP), and the International Task Force of Experts in Diabetes. J Am Med Dir Assoc 13(6):497–502

Zeyfang A, Bahrmann A et al. (2021) Praxisempfehlungen der Deutschen Diabetesgesellschaft: Diabetes mellitus im Alter; 16: 226–235

Zeyfang A, Berndt S, Aurnhammer G et al. (2012) A short easy test can detect ability for autonomous insulin injection by the elderly with diabetes mellitus. J Am Med Dir Assoc. Jan;13(1):81.e15–8

2.2 Medikamentöse und nichtmedikamentöse Therapie

2.2.1 Ernährung und Bewegung

Jürgen Wernecke

2.2.1.1 Ernährung

Anders als in jungen Jahren, liegt der Hauptansatz in der Ernährungstherapie des älteren, geriatrischen Patienten mit Diabetes nicht in der Verhinderung einer Adipositas, sondern in der Verhinderung einer Mangelernährung. Eine bestehende Adipositas im Alter wird erst ab einem Body-Mass-Index (BMI) von deutlich über 30 relevant (Thinggaard et al. 2010). Die Möglichkeiten und Erfolgsaussichten, über eine Ernährungsumstellung in diesem Lebensalter noch wesentliche Erfolge zu erzielen, sind gering.

Dagegen hat eine Mangelernährung im Alter auch als Teil des Frailty-Syndroms mit Reduktion der Muskelmasse und -kraft erhebliche Auswirkungen mit Verlust an Lebensqualität, gesteigerter Immobilität, Sturzgefahr bis zur schon erwähnten deutlichen Steigerung der Mortalität. Ursächlich ist in der Mehrheit der Fälle eine verminderte Nahrungsaufnahme, allgemein wesentlich durch vermindertes und verändertes Geschmacksempfinden und veränderte Geruchswahrnehmung bestimmt. Auch wenn funktionell unabhängige und selbständige Patienten mit Diabetes eher selten von Mangelernährung betroffen sind, steigt die Zahl der Patienten mit Mangelernährung in der stationären Pflege auf über 30 % an (Kiesswetter et al. 2016). Heimbewohner mit Diabetes scheinen aufgrund der stärkeren Multimorbidität und in früheren Lebensjahren geübten Diätempfehlung davon tendenziell stärker betroffen zu sein. Daher sollte bei älteren Menschen mit Diabetes auf strenge Diätvorschriften verzichtet werden. Wenn patientenseitig trotzdem danach gefragt wird, kann allenfalls eine Protein- und Vitamin-D-reiche, gesunde Mischkost nach Empfehlung der Deutschen Gesellschaft für Ernährungsmedizin

(DGE) angeraten werden. Wichtiger dagegen ist die Suche nach Ursachen und Therapie einer Mangelernährung. Erwähnenswert in diesem Zusammenhang ist wieder die Zielsetzung, eine Multimedikation, die ja einen erheblichen Appetitverlust mit sich bringen kann, soweit eben möglich zu vermeiden. Zur Anpassung und Abstimmung einer insulinotropen Therapie sollte in Pflegeheimen der Kohlenhydratgehalt der Mahlzeiten erkennbar sein und für feste Therapieschemata nicht wesentlich wechseln.

Merke

Ernährungstherapie des geriatrischen Patienten mit Diabetes heißt Verhinderung einer Mangelernährung, auf Diäten sollte möglichst verzichtet werden. Bei insulinotroper Medikation sollte der Kohlenhydratgehalt der Mahlzeiten bekannt und möglichst konstant sein.

2.2.1.2 Bewegung

Ältere Menschen mit Diabetes sind häufiger von mangelnder Bewegung/Immobilität und Stürzen betroffen als ältere Menschen ohne Diabetes (Yang et al. 2016). Muskelmasse und -kraft nehmen generell im Alter ab (Doherty 2003). Ursächlich dafür sind endokrine, neurologische, inflammatorische, ernährungs- und verhaltensbezogene Faktoren (Benichou et al. 2016). Neben der Verringerung der Muskelmasse (Nair 2005), ist die qualitative Verschlechterung der Muskelfunktion insbesondere auch der Muskelkraft und -schnelligkeit (Looker und Wang 2015) Grund für eine erhöhte Sturzgefahr und Immobilität.

Kleinere Studien zeigen, dass Menschen mit Diabetes bei gleicher Muskelmasse eine deutlich geringere Muskelkraft aufweisen als Menschen ohne Diabetes (Leenders et al. 2013). Auf molekularer Ebene wird dafür der Insulinresistenz und den Begleitphänomenen eine zentrale Rolle zugewiesen. Zusätzliche Gründe für eine gesteigerte Immobilität sind die diabetische Polyneuropathie und die dadurch gesteigerte Hypotension und Gangunsicherheit, die diabetische Retinopathie mit Visusverlust und die konsekutive Meidung von Bewegung durch gesteigerte Sturzängste. Dies scheint auch die Ursache für eine vermehrte Sturzneigung und eine erhöhte Frakturrate bei Diabetes im Alter zu sein (Mayne et al. 2010, Yang et al. 2016). Risikopatienten für Sarkopenie und Sturzgefahr können mit geeigneten Assessmentverfahren (▶ Kap. 2.4) frühzeitig entdeckt werden und therapeutische Maßnahmen dementsprechend eingeleitet werden. Therapeutisch herausragend ist die Initiierung regelmäßiger Bewegung im Alltag und in speziellen Trainingsverfahren. Eine gesteigerte Bewegung bei Diabetes im Alter verbessert nicht nur die Stoffwechselqualität, sondern korreliert auch mit weniger Depression, besserer Immunantwort, weniger Sarkopenie, weniger Sturzrisiko und damit auch mit mehr Lebensqualität und sogar höherer Lebenserwartung (Di Loreto et al. 2005). Hier zeigt sich besonders die enge Verbindung zwischen einzelnen geriatrischen Syndromen insbesondere mit dem Frailty-Syndrom (▶ Kap. 1.1.2). In den letzten Jahren mehren sich die Hinweise, dass Muskelarbeit auch die kognitive Leistungsfähigkeit verbessern oder den Abbau verlangsamen kann (Young et al. 2015). Ursächlich für diesen Therapieeffekt scheint die positiv wirkende Aktivierung der Muskulatur als »größtes endokrines Organ« mit Produktion von Myokinen zu sein, die den negativen Effekt von Adipokinen aufzuheben scheinen (Klare 2019).

Neben der unteren Extremitätenmuskulatur, die für die Gang- und Standstabilität wesentlich scheint, ist auch die Rumpf- und obere Extremitätenmuskulatur durch Optimierung von schnellen Ausgleichsbewegungen und Haltegriffen wichtig für eine Verringerung der posturalen Instabilität und des Sturzrisikos (Maki und McIlroy 2006). Als effektivster Therapieansatz stellt sich eine Kombination aus Kraft- und Ausdauertraining möglichst kombiniert mit Koordinations-, Balance- und Dual-Task-Übungen dar (Maki und McIlroy 2006). Insbesondere für Patienten mit diabetischem Fußsyndrom, die durch Amputation besonders stark in ihrer Mobilität gefährdet sind, sollten entsprechende Übungsmöglichkeiten angeboten werden. Ideal ist neben der entsprechenden Behandlung in einer Akutklinik anschließend oder sogar zeitlich parallel die Kombination mit einer geriatrischen Mobilisierungstherapie. Durch immer mehr ambulante Angebote auch für ältere Menschen ist es mittlerweile auch außerhalb von klinischen Einrichtungen und nicht nur im städtischen Räumen möglich, diese Therapieansätze breit zu nutzen. Angebote in Form von Gruppentherapien sollten dabei auch wegen des positiven sozialen Effektes auf die Lebensqualität mit Verringerung von Isolation und Depression und wegen der gesteigerten Adhärenz zu bewegungstherapeutischen Angeboten nicht unterschätzt werden.

> **Merke**
>
> Verringerung der Muskelmasse und -Qualität sind neben der Polyneuropathie und Visuseinschränkung Hauptursache für erhöhtes Sturz- und Frakturrisiko bei Diabetes im Alter. Auf dem Boden von entsprechenden Assessments ist die regelmäßige Bewegungstherapie möglichst in Gruppentherapie für eine stabilere Stoffwechsellage, Blutdruck, emotionale Stabilität, Mortalität und insbesondere auch in Hinblick auf die Minderung eines Frailty-Risikos entscheidend.

Literatur

Benichou O et al. (2016) Rationale for strengthening muscle to prevent falls and fractures: a review of the evidence, Calcif Tissue Int; 98: 531–545

Di Loreto C et al. (2005) Make your diabetic patients walk. Diabetes Care; 28:1295–1302

Doherty TJ (2003) Invited review: aging and sarcopenia, J Appl Physiol; 95: 1717–1727

Kiesswetter E et al. (2016) Ernährungssituation älterer Menschen im deutschsprachigen Raum. Aktuel Ernaehrungsmed;41,362–369

Klare R (2019) Bewegung. In: Wernecke J, Zeyfang A (Hrsg.) Diabetes im Alter (Kap. 5.3). de Gruyter: Berlin.

Leenders M et al. (2013) Patients with type 2 diabetes show a greater decline in muscle mass, muscle strength, and functional capacity with aging. J Am Med Dir Assoc; 14(8):585–592

Looker AC, Wang CY (2015) Prevalence of reduced muscle strength in older U.S. adults: United states, 2011–2012, NCHS data brief; 179:1–8

Maki BE, McIlroy WE (2006) Control of rapid limb movements for balance recovery: age-related changes and implications for fall prevention. Age Aging; 35 (Suppl 2): ii12–ii18

Mayne D et al. (2010) Diabetes, falls and fractures. Age Ageing; 39(5):522–525.

Nair KS (2005) Aging muscle, Am J Clin Nutr; 81:953–963

Sigal RJ et al. (2007) Effects of aerobic training, resistance training or both on glycemic control in type 2 diabetes. Ann Intern Med. 147:357–369

Thinggaard M, Jacobsen R, Jeune B et. al. (2010) Is the relationship between BMI and mortality increasingly U-shaped with advancing age? A 10-year follow-up of persons aged 70–95 years. J Gerontol A Biol Sci Med Sci; 65(5):526–31

Yang Y et al. (2016) Diabetes mellitus and risk of falls in older adults: a systematic review and meta-analysis, Age Ageing; 45(6):761–767

Yang Y et al. (2016) Diabetes mellitus and risk of falls in older adults: a systematic review and meta-analysis, Age Ageing; 45(6):761–767

Young J et al. (2015) Aerobic exercise to improve cognitive function in older people without known kognitive impairment. Cochrane Database Syst Rev 2015

2.2.2 Orale Antidiabetika

Werner Kern

Bei der Therapie älterer Menschen müssen die individuellen Fähigkeiten und Einschränkungen, der Patientenwunsch und die soziale Situation besonders berücksichtigt werden. Primäre Therapieziele sind der Erhalt der Lebensqualität, Symptomfreiheit und die Vermeidung von Hypoglykämien. Acarbose, Glitazone, Sulfonylharnstoffe und Glinide werden mehrheitlich als weniger geeignet betrachtet (Zeyfang et al. 2019).

Metformin

Metformin ist gemäß vieler aktueller Leitlinien das Präparat der ersten Wahl, wenn eine Behandlung rein mit modifiziertem Lebensstil nicht ausreicht, um das individuell festgelegte Therapieziel der betroffenen Patienten zu erreichen und keine Kontraindikationen gegen die Gabe von Metformin bestehen (Zeyfang et al. 2021, Bahrmann A et al. 2018). Metformin ist das am häufigsten eingesetzte orale Antidiabetikum weltweit. Es wirkt überwiegend durch die Hemmung der hepatischen Gluconeogenese.

Klinische Studien zur Gabe von Metformin im höheren Lebensalter liegen nicht vor. Dennoch soll Metformin auch für ältere Patienten als medikamentöse Therapie der ersten Wahl mit geringer Hypoglykämiegefahr eingesetzt werden. Metformin kann bis zu einer glomerulären Filtrationsrate (GFR) von > 45 ml/min in einer maximalen Tagesdosis von

2.000 mg und bis zu einer GFR > 30 ml/min von 1.000 mg verordnet werden, jeweils verteilt auf zwei Einzeldosen. Die Nierenfunktion sollte dabei regelmäßig kontrolliert werden. Wenn das Risiko für eine akute Verschlechterung der Nierenfunktion besteht, z. b. bei Untersuchungen mit Röntgenkontrastmittel, Operationen in Vollnarkose, fieberhaften Erkrankungen, Exsikkose oder Magen-Darminfekten, muss Metformin abgesetzt bzw. pausiert werden. Nach längerer Metformin-Einnahme kann ein Vitamin-B12-Mangel auftreten.

Alpha-Glukosidasehemmer (Acarbose, Miglitol)

Wirksamkeitsbelege zur Risikoreduktion klinischer Endpunkte liegen nicht vor. Für die Wirkung der Acarbose ist nur die Senkung von Blutglukose und HbA1c ausreichend belegt. Gastrointestinale Nebenwirkungen sind häufig

Glitazone (Thiazolidendione)

Für Pioglitazon existiert in Deutschland ein Erstattungsausschluss zu Lasten der gesetzlichen Krankenversicherung (GKV) seit 04/2011. Neben dem erhöhten Frakturrisiko wurde auch auf das erhöhte Blasenkrebsrisiko hingewiesen. Vom Einsatz dieser Substanzen wird bis auf wenige Ausnahme-Indikationen (wie z. B. bei Patienten, die damit jahrelang komplikationslos behandelt wurden und trotz Information über mögliche Nebenwirkungen zur Vermeidung einer Insuliuntherapie auf eine Weitergabe bestehen) abgeraten (Zeyfang et al. 2019).

Sulfonylharnstoffe (Glibenclamid, Glimepirid)

Sulfonylharnstoffe steigern glukoseunabhängig die Insulinsekretion, wodurch zwangsläufig ein Risiko für Hypoglykämien besteht. Die Ausprägung hängt von den eingesetzten Präparaten, Dosierungen und bestehenden Begleitsituationen ab. Ein Zusammenhang zwischen schweren Hypoglykämien und höherem Lebensalter unter einer Therapie mit Sulf-

onylharnstoffen ist belegt (Schloot et al. 2016). Bei unzuverlässlicher Nahrungsaufnahme sollten sie nicht eingesetzt werden. Aufgrund der Gefahr von prolongierten Hypoglykämien (lange Halbwertszeit der Substanzgruppe) sind Sulfonylharnstoffe bei geriatrischen Patienten nicht empfehlenswert.
Für Glimepirid liegen keine Langzeitstudien zur Sicherheit vor. Die Einmalgabe ist eventuell ein Vorteil.

Glinide

Verordnungsfähig zu Lasten der GKV ist nur noch Repaglinid bei niereninsuffizienten Patienten mit einer GFR < 25 ml/min, für die andere orale Antidiabetika nicht in Frage kommen und eine Insulintherapie nicht angezeigt ist. Das Risiko für Hypoglykämien ist erhöht. Ein Vorteil ist, dass sie bei unsicherer Nahrungsaufnahme erst nach der Mahlzeit eingenommen werden können.

SGLT-2-Hemmer (Gliflozine)

SGLT-2-Hemmer fördern die renale Ausscheidung von Glukose durch die Hemmung der renalen natriumabhängigen Glukosetransporter Typ 2 (SGLT-2) im proximalen Nierentubulus. Derzeit in Deutschland gebräuchliche Substanzen sind Empagliflozin und Dapagliflozin.
Empagliflozin senkte in einer großen Outcome-Studie (Zinman et al. 2015) die Mortalität, reduzierte die Zahl an Krankenhauseinweisungen aufgrund von Herzinsuffizienz und zeigte einen nephroprotektiven Effekt. Von den 7.020 Patienten mit Typ-2-Diabetes und hohem kardiovaskulärem Risiko waren immerhin 48 % mehr als 65 Jahre alt. Ein positiver Effekt konnte vor allem auch für > 75-Jährige aufgezeigt werden (Ridderstråle et al. 2016). Die Verträglichkeit ist gut. Signifikant erhöht ist jedoch die Rate von Genitalinfektionen, in der Regel Pilzinfektionen. Die Substanz sollte im Rahmen von Volumenmangel, vor Operationen oder bei einer akuten Verschlechterung des Allgemeinzustandes pausiert werden, da es zu Ketoazidosen kommen kann. Das Risiko für Ketoazidosen war in großen Studien im Vergleich zu Placebo auf niedrigem Niveau erhöht (Fralick et

al. 2017). Einzelne Berichte deuten eine Verschlechterung der Nierenfunktion bis zur Dialysepflicht unter Kombination SGLT-2-Hemmer mit NSAR an.

Ein Vorteil der Anwendung bei Menschen im höheren Lebensalter könnte das geringe Hypoglykämierisiko in der Monotherapie sein. Bei Kombination mit anderen Antidiabetika kann deren Hypoglykämierisiko durch die Senkung der Blutglukose jedoch verstärkt werden.

In der DECLARE Studie mit Dapagliflozin bei über 17.000 Patienten ergaben sich keine signifikanten Subgruppenunterschiede bei den > 75-jährigen im Vergleich zu jüngeren Patienten bezüglich Mortalität, Hospitalisierung wegen Herzinsuffizienz, renaler Endpunkte, aber auch hinsichtlich Genitalinfektionen, Amputationen, Frakturen und Volumenmangel (Cahn et al. 2020). Sowohl in DECLARE als auch in EMPA-REG OUTCOME profitierten die Patienten mit bereits bestehender Herzinsuffizienz vergleichbar mit denen ohne klinische Herzinsuffizienz (Zelniker et al. 2019).

Stand Juni 2023 ist Dapagliflozin aufgrund der guten Studienlage bei vorliegender Niereninsuffizienz ab einer GFR > 25 ml/min zugelassen. Empagliflozin ist dosisgemindert 10 mg tgl. für die Diabetes-Therapie ab GFR > 30 ml/min und für die Herzinsuffizienz mit und ohne Diabetes ab GFR > 20 ml/min zugelassen.

Die Wirkung der Gliflozine auf die Glukoseausscheidung im Urin und damit auf die Senkung der Blutglukose ist mit abnehmender Nierenfunktion deutlich vermindert. Der kardioreno-protektive Effekt scheint aber davon unberührt sehr effektiv zu sein (Perkovic 2019). Bei zunehmenden Berichten über normoglykämische, schwerwiegende Ketoazidosen im Krankheitsfall und V. a. Steigerung retinaler Thrombosen unter SGLT-2-Hemmer (Min-Kyung Lee 2021) müssen Vor- und Nachteile dieser Medikamentengruppe sorgfältig gegeneinander abgewogen werden. Geriatrische, insbesondere kognitiv eingeschränkte Patienten, die diese Medikamente im Krankheitsfall nicht sicher absetzen würden, sollten damit eher nicht behandelt werden.

> **Merke**
>
> Bei der Therapie älterer Menschen müssen die individuellen Fähigkeiten und Einschränkungen, der Patientenwunsch und die soziale Situation besonders berücksichtigt werden. Metformin ist gemäß vieler aktueller Leitlinien das Präparat der ersten Wahl, wenn eine Behandlung rein mit modifiziertem Lebensstil nicht ausreicht, um das individuell festgelegte Therapieziel der betroffenen Patienten zu erreichen und keine Kontraindikationen gegen die Gabe von Metformin bestehen. Acarbose, Glitazone, Sulfonylharnstoffe und Glinide werden mehrheitlich als weniger geeignet betrachtet. Der Einsatz von SGLT-2-Hemmer bei geriatrischen Patienten sollte bzgl Vor- und Nachteilen sorgfältig überlegt sein.

Literatur

Bahrmann A et al. (2018) S2k-Leitlinie »Diagnostik, Therapie und Verlaufskontrolle des Diabetes mellitus im Alter« der Deutschen Diabetesgesellschaft DDG: 2. Auflage. http://www.deutsche-diabetes-gesellschaft.de/fileadmin/Redakteur/Leitlinien/Evidenzbasierte_Leitlinien/2018/LL_Alter_Gesamtdokument_2018 0713.pdf

Cahn A et al. (2020) Efficacy and Safety of Dapagliflozin in the Elderly: Analysis from the DECLARE-TIMI 58 Study. Diabetes Care 43. 468 475.

Fralick M et al. (2017) Risk of Diabetic Ketoacidosis after Initiation of an SGLT2 Inhibitor. N Engl J Med 376: 2300–2.

Lee MK et al. (2021). Sodium-Glucose Cotransporter 2 Inhibitors and risk of retinal vein occlusion among patients with Type 2 Diabetes: A Propensity Score-Matched cohort study. Diabetes Care. Jul 22:dc203133. Doi: 10.2337/dc20–3133.

Perkovic V et al. (2019) Canagliflozin and Renal Outcomes in Type 2 Diabetes and Nephropathy. N Engl J Med;380:2295–306

Ridderstråle M, Toural E, Fitchett D (2016) Effect of Empagliflozin on Cardiovascular Death in Subgroups by Age: Results from EMPA-REG OUTCOME® 1109-P; American Diabetes Association 76th Scientific Sessions, 10–14 June 2016, New Orleans, Louisiana, USA

Schloot NC, Haupt A, Schütt M et.al. (2016) Risk of severe hypoglycemia in sulfonylurea-treated patients from diabetes centers in Germany/Austria: How big is the problem? Which patients are at risk? Diabetes Metab Res Rev 32: 316–24.

Zelniker TA et al. (2019) SGLT2 inhibitors for primary and secondary prevention of cardiovascular and renal outcomes in type 2 diabetes: a systematic review and meta-analysis of cardiovascular outcome trials. Lancet 393: 31–39.

Zeyfang A, Wernecke J, Bahrmann A (2019) Praxisempfehlungen der Deutschen Diabetes Gesellschaft: Diabetes mellitus im Alter. Diabetologie 17(Suppl 2): S203–S213.

Zinman B, Wanner C, Lachin JM et.al. (2015) Empagliflozin, Cardiovascular Outcomes, and Mortality in Type 2 Diabetes. N Engl J Med 373: 2117–28.

2.2.3 Insuline

Jürgen Wernecke

Insulin gehört nach wie vor zu den effektivsten medikamentösen Therapiemitteln. Bei älteren Patienten mit einem Diabetes mellitus Typ 2 ist Insulin indiziert, wenn sich mit oraler Medikation das individuelle Therapieziel nicht mehr erreichen lässt oder durch Organinsuffizienzen, insbesondere einer Niereninsuffizienz, eine Kontraindikation gegen orale Antidiabetika entsteht. Auch im akuten Krankheitsfall mit plötzlicher Dekompensation des Stoffwechsels ist eine kurzzeitige Umstellung der oralen auf eine Insulintherapie anzuraten.

Für die durch höhere Lebenserwartung steigende Zahl an Patienten mit langjährigem Diabetes mellitus Typ 1 im Alter gibt es zum Insulin bislang keine Alternative. Auch die wahrscheinlich unterschätzte Zahl an im Alter neumanifestierten Fällen mit Typ-1-Diabetes (LADA) und die Patienten mit Sekundärversagen der eigenen Insulinproduktion sind auf Insulin angewiesen. Eine Insulintherapie kann helfen, das Problem der Multimedikation zu begrenzen und damit wesentliche Ursachen für Appetitmangel und Mangelernährung zu verringern. Ob eine Insulintherapie die Entwicklung einer Sarkopenie durch positiv anabole Effekte abschwächen kann, bleibt bei divergierenden Studienergebnissen unklar. Die Umstellung auf Insulin bei schlecht eingestellten Patienten erhöht jedenfalls Lebensqualität und Therapiezufriedenheit (Kloos et al. 2007). Andererseits zeigt sich in europaweit durchgeführten Studien, dass trotz der größeren Risiken durch schwere Hypoglykämien selbst bei besonderes gefährdeten

Patientengruppen, wie denjenigen mit schwerwiegenden kardiovaskulären Folgeschäden, die Stoffwechseleinstellung im Alter auch unter Insulintherapie zu niedrig eingestellt ist (Müller et al. 2017). Oft wird die Stoffwechselsituation anhand des HbA1c-Wertes gar nicht mehr gemessen und es bleibt zu vermuten, dass bei tendenziell abnehmendem Körpergewicht, aber gleichbleibender insulinotroper Medikation, sich die Blutzucker- und HbA1c-Werte unerkannt vermindern. So ist auch nachvollziehbar, dass bei Patienten in der ambulanten, wie in der stationären Pflege die Zahl schwerer Hypoglykämien im Vergleich zu jüngeren, nicht-funktionseingeschränkten Patienten auch unter Insulintherapie deutlich höher liegt (Bahrmann et al. 2015, Bahrmann et al. 2010). Zusätzliche Ursache dafür könnte auch sein, dass Pflegemitarbeiter trotz komplexer Insulinschemata oft keine konkreten Handlungsanweisungen für Notfallsituationen haben (Bahrmann et al. 2010).

Welche Form der Insulintherapie (basalunterstützte, Mahlzeiten-supplementierende, konventionelle, intensivierte Insulintherapie mit fester oder flexibler Bolusgabe oder Insulinpumpentherapie) gewählt wird, hängt wesentlich von den Ernährungs- und Bewegungs-Gewohnheiten des Patienten und seinen funktionellen Fähigkeiten zur Selbsttherapie, insbesondere der Kognition und Motorik, ab. Alternativ, wenn der Patient die Insulintherapie nicht mehr selbstständig durchführen kann, bestimmen die Möglichkeiten seiner sozialen Umgebung die Art der Insulintherapie. Je komplexer die Art der Insulintherapie ist, desto aufwändiger sollte der entsprechende Schulungsaufwand für Patienten, professionelle Helfer, aber auch versorgende Angehörige sein. Entscheidend dabei ist auch die regelmäßige Kontrolle der Patienten in der Insulin-Selbsttherapie, ob die erworbenen Fähigkeiten trotz zunehmender Funktionseinschränkungen noch für eine korrekte Therapieführung ausreichen. Hier kommt dem geriatrischen Assessment eine besondere Bedeutung zu (▶ Kap. 2.4).

Der wegen patientenseitig zunehmender Funktionseinschränkungen (besonders bei kognitiver Verschlechterung) vorgenommene Wechsel von der Insulin-Eigentherapie auf eine extern durchgeführte Insulintherapie stellt Patienten und Behandlungsteam oft vor besondere Probleme. Oft fühlt der Patient, gerade bei einem Diabetes mellitus Typ 1, der jahrzehntelang durch die Selbsttherapie ein besonderes Selbstbewusstsein und Therapiemotivation gewonnen hat, sich stark gekränkt. Er ignoriert oft seine augenscheinlichen Defizite und provoziert erhebliche Konflikte mit der Familien- und Behandlerumgebung. Ein Wechsel sollte daher trotz sich schon abzeichnender Entgleisungsgefahren sorgfältig, nicht zu früh, nur nach Patienteneinverständnis und unter Einbeziehung des gesamten Behandlungsteams vollzogen werden. Sonst drohen große Gefahren durch unabgestimmte Therapietechniken mit z. B. heimlich zusätzlich vorgenommenen Insulininjektionen, Doppelkorrekturen und Verwechselungen von schnell- und langwirkenden Insulinarten.

Keine der möglichen Insulintherapieformen zeigt generelle Vorteile gegenüber allen anderen. Patientenrückmeldungen weisen darauf hin, dass die Lebensqualität im Alter, anders als in jungen Jahren, in denen oft die Flexibilität der Lebensführung im Vordergrund steht, mit der Zahl der Injektionen sinkt (Rillig et al. 2013). Immer sollte aber eine Einzelentscheidung mit dem Patienten getroffen werden, welche Therapie seinen individuellen Bedürfnissen, Risiken und Möglichkeiten entspricht.

Prinzipiell sind auch für ältere Menschen mit Indikation zur Insulintherapie die Nationale Versorgungs-Leitlinien der Deutschen Diabetes Gesellschaft gültig (www.leitlinien.de/nvl/diabetes/therapie).

Die Besonderheiten einzelner Insuline in der Therapie geriatrischer Patienten mit Diabetes mellitus werden in der aktuellen Fassung der S2k-Leitlinie »Therapie und Verlaufskontrolle des Diabetes im Alter« der Deutschen Diabetes Gesellschaft (Bahrmann et al. 2018) aufgeführt:

- Zum Schutz vor Hypoglykämien bei Appetitlosigkeit oder Demenz sollten alle kurzwirksamen Normal- und insbesondere Analog-Insuline ohne Spritz-Ess-Abstand genutzt werden.
- Aus Sicherheitsgründen sollten Menschen mit Diabetes in Alten- und Pflegeheimen, aber auch in der Häuslichkeit versorgte geriatrische Patienten mit unregelmäßiger Nahrungsaufnahme, erst nach dem Essen und damit gesicherter Kohlenhydrataufnahme Insulin gespritzt bekommen.
- Langwirksame Analoginsuline (Glargin, Detemir) sollten insbesondere bei Hypoglykämieproblematik wegen ihrer wesentlich geringeren Rate an Unterzuckerungen verwendet werden.
- Der häufigste Anwendungsfehler besteht im fehlenden Wechsel der Spritzstellen mit Bildung von Lipohypertrophien und einer unkon-

trollierten Insulinwirkung mit stark schwankenden Stoffwechselsituation.
- Ein anderer häufiger Anwendungsfehler bei älteren und funktionsgestörten Patienten besteht darin, dass die zur sicheren Wirksamkeit notwendige Mischung von NPH-Verzögerungsinsulinen vor Injektion nicht vorgenommen wird. Auch dies spricht für die Wahl eines Analoginsulins als Verzögerungsinsulin, das nicht gemischt werden muss.
- Ein Wechsel von einer intensivierten zu einer konventionellen Insulintherapie kann zur Organisationsvereinfachung vorgenommen werden, setzt aber voraus, dass die Patienten regelmäßig ihre Mahlzeiten mit ähnlichen Kohlenhydratmengen einhalten.

Zusammenfassung

Insulin sollte eingesetzt werden, wenn sich die geriatrischen Zielbereiche mit anderen Mitteln oder bei Kontraindikationen wie Niereninsuffizienz nicht erreichen lassen. Die Form der Insulintherapie ist individuell zu wählen. Wegen der Hypoglykämiegefahr sollte besonders auf die Einhaltung der etwas höheren geriatrischen Zielwerte geachtet werden. Die Form der Insulintherapie ist individuell zu wählen. Je komplexer die Art der Insulintherapie, desto aufwändiger sollte der entsprechende Schulungsaufwand für Patienten, professionelle Helfer, aber auch versorgende Angehörige sein. Aus Sicherheitsgründen sollte auf einen Spritz-Ess-Abstand verzichtet werden und bei unregelmäßiger Nahrungsaufnahem erst nach der Mahlzeit gespritzt werden. Häufigster Anwendungsfehler besteht im mangelnden Wechsel der Injektionsstellen mit Bildung von Lipohypertrophien und unkontrollierten Stoffwechselschwankungen.

Literatur

Bahrmann A et al. (2010) Behandlungsqualität bei geriatrischen Patienten mit Diabetes mellitus in verschiedenen häuslichen Versorgungsstrukturen. Z Gerontol Geriatr; 43(6):386–92.

Bahrmann A et al. (2015) Behandlungsqualität des Diabetes mellitus und Inzidenz schwerer Hypoglykämien in stationären und ambulanten Versorgungseinrichtungen: Heidelberger Diabetesstudie, Z Gerontol Geriatr; 48 (3): 246–254

Bahrmann A et al. (2018) S2k-Leitlinie zu Diagnostik und Verlaufskontrolle des Diabetes mellitus im Alter, Diabetologie und Stoffwechsel; 13: 423–491

Kloos C, Amann AS, Lehmann T et al. (2007) Flexible Intensive Versus Conventional Insulin Therapy in Insulin-Naive Adults With Type 2 Diabetes: An open-label, randomized, controlled, crossover clinical trial of metabolic control and patient preference. Diabetes Care; 30: 3031–3032.

Müller N et al. (2017) Is there evidence of potential overtreatment of glycaemia in elderly people with type 2 diabetes? Data from the GUIDANCE study. Acta diabetologica, 54, Iss 2: 209–214 |

Rillig A et al. (2013) Quality of life in patients with type 1 and insulin treated type 2 diabetes mellitus in a general population, Diab Stoffw; 12:95–104

Zeyfang A et al. (2010) Aktuelle Versorgungssituation und Ressourcenbedarf bei insulinpflichtigen Typ-2-Diabetikern in ambulanter und stationärer Pflege: Ergebnisse der LIVE-GERI Studie, Diabetes u Stoffwechsel; 23: 293–300

2.2.4 Inkretine

Jürgen Wernecke

Mitte der 1960er Jahre wurde erstmalig der sogenannte Inkretineffekt, die blutzuckersenkende Wirkung unabhängig von Insulin, beschrieben. Nach Entdeckung des ersten Inkretins, des Glukoseabhängigen insulinotropen Peptids (GIP) wurde Mitte der 1980er Jahre das Glucagon-like Peptid 1 (GLP-1) als für diesen Effekt effektivstes Enzym beschrieben. Leider ist GLP-1 in seiner natürlichen Form im Körper nur sehr kurz wirksam, da es vom Enzym Dipeptidylpeptidase 4 schnell wieder abgebaut wird. 2007 kam mit Exenatid das erste aus dem Speichel der amerikanischen Krustenechse entwickelte künstliche GLP-1-Analogon auf dem Markt. Etwa zeitgleich machte man sich pharmakologisch die Hemmung des GLP-1 abbauenden Enzyms DPP-4 mit dem ersten DPP-4-Hemmer zu Nutze. Damit stand mit den Inkretinen eine neue Klasse an Antidiabetika zur Verfügung. Als großer gemeinsamer Vorteil von GLP-1-Analoga und DPP-4-Hemmern wird deren Effekt Glukose-abhängig gesteuert. Dadurch besteht in der Monotherapie mit diesen Medikamenten praktisch keine Hypoglykämiegefahr. Zusätzlich zeigen GLP1-Analoga komplexe vorteilhafte physiologische Effekt auf die Betazelle, Glukagonproduktion, Magenentleerung und Sättigungsgefühl. Diese sind bei DPP-4-Hemmern wenig ausgeprägt.

Merke

Inkretine machen keine Hypoglykämie.

2.2.4.1 GLP-1 Analoga

Aktuell sind mit

- Exenatide (Byetta®, Bydureon®),
- Liraglutid (Victoza®),
- Dulaglutid (Trulicity®),
- und Semaglutid (Ozempic®)

fünf Medikamente mit vier verschiedenen Molekülen zugelassen. Exenatide im Byetta® muss zweimal pro Tag injiziert werden, Liraglutid einmal pro Tag und Exenatide im Bydureon®, Dulaglutid und Semaglutid je einmal pro Woche.

GLP-1-Analoga wirken uber die Bindung an den körpereigenen »**G**lukagon**L**ike **P**eptide 1«-Rezeptor. Sie stimulieren dabei die Insulin-Ausschüttung und hemmen die Glukagon-Ausschüttung. Zusätzlich wird die Magenentleerung verzögert und das Sättigungsgefühl zerebral gesteigert. Damit erklären sich wesentliche Effekte und Nebenwirkungen dieser Medikamentengruppe, die Minderung des Appetits mit gesteigerter Übelkeit und die Gewichtsabnahme. GLP-1-Analoga können als retardierte Form bis zu einer GFR von 30 ml/min genutzt werden, sollten aber bei höhergradiger Niereninsuffizienz insbesondere im Alter mit oft schnell sich verschlechternder Nierenfunktion nicht mehr eingesetzt werden. Neuere Studien zeigen auf, dass die Kombination von einem Basalinsulin mit einem GLP-1-Agonisten gegenüber einer intensivierten Insulintherapie bei Diabetes mellitus Typ 2 eine ähnlich gute Stoffwechselkontrolle erzielt, gleichzeitig aber weniger Hypoglykämien auftreten und weniger Injektionen notwendig sind (Eng et al. 2014). Dies könnte eine höhere Therapiesicherheit und eine evtl. höhere Lebensqualität bedeuten.

Trotz des nicht vorhandenen Hypoglykämierisikos, einer nachgewiesen reduzierten Mortalität (Marso et al. 2016) und eines nephroprotektiven Effektes bleibt diese Medikamentengruppe aufgrund des im Alter eher katabolen Stoffwechsels und der Problematik von drohender Mangel- und Unterernährung eher funktionell unabhängigen und sehr adipösen älteren Patienten vorbehalten.

> **Merke**
>
> Aufgrund der Therapieeffekte Appetitminderung und Gewichtsabnahme sind GLP-1-Analoga eher funktionell unabhängigen und sehr adipösen älteren Patienten vorbehalten.

2.2.4.2 DPP-4-Hemmer (Gliptine)

Mit dem Angebot einer oral verfügbaren, auf das körpereigene GLP-1 wirksamen Substanz begann die Erfolgsgeschichte einer neuen, bis heute am Markt sehr erfolgreichen Substanzgruppe: die DPP-4-Hemmer, die sich im deutschen Arzneimittelmarkt mittlerweile auf Saxapliptin, insbesondere aber Sitagliptin fokussiert haben, nahmen im Arzneiverordnungsreport 2018 nach Metformin den 2. Platz der am häufigsten verordneten Nicht-insulin-Antidiabetika ein, dabei absolut hervorstechend Sitagliptin. Entscheidender Vorteil waren neben einer patientenfreundlichen Einmalgabe das Fehlen einer Hypoglykämiewirkung in der Monotherapie, allgemein eine relativ geringe Nebenwirkungsrate und die Möglichkeit, die Substanzen dosisabhängig auch bei einer im Alter häufig anzutreffenden Niereninsuffizienz einzusetzen (Krobot et al. 2012). Damit konnte in vielen Fällen der ablehnenden Haltung älterer Patienten gegen eine anstehende Insulintherapie bei Verfehlen der Blutzuckerzielwerte unter Kombination von Metformin und Glibenclamid oder bei zunehmender Niereninsuffizienz unter einer Metformin-Therapie begegnet werden. Die Medikamentengruppe zeigte sich im Gegensatz zu den GLP-1-Agonisten nur gewichtsneutral. Leider erwies sich aber auch der HbA1c-senkende Effekt unter Kombinationstherapie mit Metformin mit 0,25–0,5 % (5–10 mml/ml) als relativ gering und könnte damit einer unnötigen Multimedikation Vorschub leisten. Außerdem fehlt anders als bei den GLP-1-Analoga bis heute ein Wirknachweis in Bezug auf die Verhinderung von diabetischen oder kardiovaskulären Folgeschäden. Dies ist zwar wahrscheinlich für funktionell eingeschränkte ältere Patienten mit einer verbleibenden Lebenserwartung von unter zehn Jahren wenig relevant. Trotzdem ergibt sich hier bis auf den Vorteil für niereninsuffiziente ältere Patienten, die unbedingt eine Insulintherapie vermeiden wollen, ein im Vergleich zu den übrigen Antidiabetika relativ ungünstiges Preis-Leistungsverhältnis.

Merke

DPP-4-Hemmer bieten bei Niereninsuffizienz und als oraler Zusatz zum Metformin einen Vorteil zur Vermeidung einer Insulintherapie im Alter, haben aber eine vergleichsweise geringe blutzuckersenkende Wirkung.

Literatur

Eng C, Kramer CK, Zinman B, et. al. (2014) Glucagon-like peptide-1 receptor agonist and basal insulin combination treatment for the management of type 2 diabetes: a systematic review and meta-analysis. Lancet; 384(9961):2228–34.

Krobot KJ et al. (2012) Lower risk of hypoglycemia with sitagliptin compared to glipizide when either is added to metformin therapy: a pre-specified analysis adjusting for the most recently measured HbA(1c) value. Curr Med Res Opin; 28(8):1281–1287

Marso SP et al. (2016) Liraglutide and Cardiovascular Outcomes in Type 2 Diabetes, N Engl J Med; 375(4):311–22.

2.3 Schulungsprogramme für ältere Menschen mit Typ-2-Diabetes

Andrej Zeyfang

Vor über 100 Jahren stellte Elliott P. Joslin erstmalig klar, dass Menschen mit Diabetes dringend einer Schulung bedürfen, die sie zum Selbstmanagement befähigt. »Der Patient ist seine eigene Krankenschwester, sein Arzt, Assistent und sein Apotheker« schrieb er 1919 in seinem »A diabetic manual for the mutual use of doctor and patient« (Joslin 1919).

In den letzten 100 Jahren hat sich auf diesem Gebiet erfreulicherweise einiges getan; wir verfügen heute über eine Vielzahl von Schulungsprogrammen für Menschen mit Diabetes, die sich nicht nur oberflächlich mit dem Oberbegriff Diabetes auseinandersetzen, sondern in strukturierter Art und Weise auch Besonderheiten wie Adipositas, Hypoglykämieneigung, intensivierte Insulintherapie und viele andere Situationen behandeln. Beispiele finden sich auf der Seite des Forschungsinstitutes Diabetes FIDAM (FIDAM 2023). Diese Programme zielen jedoch großteils und vorwiegend auf Menschen mit Typ-2-Diabetes im mittleren und jüngeren Lebensalter, weniger auf chronologisch ältere bzw. Menschen mit deutlich eingeschränktem Funktionszustand.

Nicht nur das chronologische Alter, vielmehr der Funktionszustand determiniert, ob ein übliches Schulungsprogramm für Menschen mit Diabetes im mittleren Lebensalter, oder ein spezielles Programm für Ältere zum Einsatz kommen muss.

In den letzten 10–20 Jahren wurden Schulungsprogramme entwickelt, die speziell für Menschen im höheren Lebensalter, sei es mit Typ-1- oder Typ-2-Diabetes, geeignet sind. Eine inzwischen etablierte ist die strukturierte geriatrische Schulung (SGS), die auch Älteren die Fähigkeit zur Mitwirkung an der Therapie geben kann (Zeyfang et al. 2001).

Ziel der SGS ist es, mit altersgerechten Medien und Didaktik Verständnis für die Grundzüge der Diabetesbehandlung zu vermitteln und über niedrigschwellige Angebote zur aktiven Teilnahme am Behandlungserfolg zu ermutigen. Themen wie Ernährung, Bewegung, aber auch

Zusammenhänge zu altersbedingten Funktionsstörungen wie Gangstörungen, Stürze oder nachlassende Hirnleistung richten sich speziell an die Zielgruppe des älteren, teilweise funktionseingeschränkten Menschen. Eine 2009 durchgeführte Evaluationsstudie (Braun et al. 2009) zeigte im Vergleich zu bereits etablierten Schulungsprogrammen für Typ-2-Diabetes bei vergleichbarem HbA1c-Wert eine bessere Fähigkeit und Sicherheit im Umgang mit der Insulintherapie und Hypoglykämien bei der SGS. Diese Aspekte haben eine zentrale Bedeutung für die selbstständige Lebensführung und tragen zur Reduktion von Akutproblemen und Verbesserung der Lebensqualität bei (Oliveira et al. 2015).

2.3.1 Didaktische Besonderheiten

Schulungsprogramme für Ältere müssen sich didaktisch wegen lerntheoretischer Besonderheiten des älteren Menschen von anderen Schulungsprogrammen unterscheiden.

Die SGS beschränkt sich auf das Wesentliche und spricht mehrere Lernkanäle an. Darüber hinaus bezieht sie die Schulungsteilnehmer aktiv ein. Einfach fassbare Text- und Bildsprache, kurze Sätze, gut lesbare Schrift, wenige Fremdwörter oder Fachbegriffe, die, wenn sie vorkommen, einfach erklärt werden, und eine übersichtliche Gestaltung der Schulungsinhalte kennzeichnen die SGS.

Voraussetzungen für eine effektive geriatrische Diabetiker-Schulung

- Kleingruppen 4–6 Personen
- Geschlossener Turnus
- Teilnahmemöglichkeit für Angehörige

- Kurze Schulungsdauer (einzelne Stunde und Turnus)
- Inhaltliche Beschränkung auf das Wesentliche
- Ständige Wiederholung (3 × je relevantes Thema)
- Keine Fremdworte
- Große Schrift und Bilder (mind. 14 Pt.)

- Laute Sprache, kurze Sätze, langsames Sprechen
- Viel praktische Übungen
- Helle Räume

Lerntheoretische Besonderheiten bei der Schulung geriatrischer Diabetiker

- Allgemeine Aktivierung (Mobilisierung) sinnvoll
- Für Übertragbarkeit der Inhalte auf den Alltag sorgen
- Förderung der Selbstsicherheit/Angstfreiheit
- kein Zeitdruck, störungs- und interferenzfreies Arbeiten
- Hinweise auf Verbesserung der Lebenssituation geben
- mehrfache positive Verstärkung geben
- Einbeziehung der Lebensperspektive und der Sinnfrage

2.3.2 Inhaltliche Besonderheiten

Nicht nur didaktisch und pädagogisch, auch inhaltlich unterscheiden sich speziell an ältere adressierte Schulungsprogramme für Diabetes teilweise diametral. Während im mittleren und jüngeren Lebensalter bei Typ-2-Diabetes immer noch eher restriktive Ernährungsvorgaben in Schulungsprogrammen enthalten sind, sollten altersgerechte Programme eher auf nährstoffdichte, energiereiche und gesunde Ernährung Wert legen (Pepersack 2009). Mangelernährung ist bei älteren Menschen weit verbreitet und zählt aufgrund ihrer weitreichenden Folgen und vergleichsweise guten Interventionsmöglichkeiten zu den bedeutendsten geriatrischen Syndromen (Morley 2012). Deshalb werden in der SGS-Schulung eher Mindestmengen zur gesunden Ernährung definiert, als dass Restriktionen stattfinden.

Ernährungsratschläge müssen aufgrund von Lebenserfahrungen oder schlechter Zahnversorgung oder auch aufgrund schwieriger sozio-ökonomischer Situation immer den individuell vorhandenen Möglichkeiten entsprechend angepasst werden. Schulungsprogramme müssen sich aber auch mit niedrigschwelligen Angeboten zur Bewegung befassen (Rodriguez-Manas et al. 2014).

Da ein erheblicher Anteil der geriatrischen Patienten bereits eine Vielzahl an Folge- und Begleiterkrankungen aufweist, wird inhaltlich auch auf den Umgang mit bereits bestehenden Schäden abgehoben. Entscheidend zur Motivation ist auch die Konzentration auf jeweils individuelle Problembereiche (Besserung geriatrischer Syndrome) (Dunning und Sinclair 2014).

Die Durchführung eines umfassenden geriatrischen Assessments ist im Hinblick auf den Erfolg einer Schulung entsprechend wichtig (Sinclair 2006). Eine besondere Bedeutung hat die Feststellung der Fähigkeit zur selbständigen Insulintherapie mittels Geldzähltest nach Nikolaus (Zeyfang et al. 2012).

Die Einbeziehung von pflegenden/unterstützenden Angehörigen in die Schulung ist von großer Bedeutung (Silliman et al. 1996).

Die hohe Prävalenz geriatrischer Syndrome bei älteren Menschen mit Diabetes sollte dazu führen, dass zukünftig auch Weiterentwicklungen von Modulen stattfinden, in denen beispielsweise für Angehörige von Menschen mit Demenz und Diabetes Schulungsinhalte zur sicheren Versorgung unter Erhalt der Lebensqualität gegeben werden können. Zunehmend wird auch der Umgang mit Technologie wie beispielsweise FGM-Sensoren oder Apps in altengerechten Schulungen vermittelt werden müssen.

Merke

Mittlerweile stehen auch für ältere Menschen mit Diabetes altersgerechte strukturierte Schulungs- und Behandlungsprogramme wie z. B. die SGS zur Verfügung. Die Materialien sind in großer Schrift verfügbar und didaktische Besonderheiten für das Lernen im Alter sind berücksichtigt. Die SGS ist nicht nur in Deutsch, sondern auch in Türkisch, Arabisch und Russisch verfügbar.

Literatur

Braun AK, Kubiak T, Kuntsche J et al. (2009) SGS: a structured treatment and teaching programme for older patients with diabetes mellitus – a prospective randomised controlled multi-centre trial. Age Ageing Jul;38(4):390–6.

Dunning T, Sinclair A (2014) The IDF global guideline for managing older people with type 2 diabetes: Implications for nurses. Journal of Diabetes Nursing 18: 145–50

FIDAM 2023 https://www.diabetes-schulungsprogramme.de (aufgerufen am 30.05.2023)

Joslin EP (1919) »A diabetic manual for the mutual use of doctor and patient«, 2d ed., Lea & Febiger, Philadelphia.

Morley JE (2012) Anorexia of aging: a true geriatric syndrome. J Nutr Health Aging,16,422–5.].

Oliveira RA, Tostes M, Queiroz VA et al. (2015) Insulin mediated improvement in glycemic control in elderly with type 2 diabetes mellitus can improve depressive symptoms and does not seem to impair health-related quality of life. Diabetol Metab Syndr Jun 24;7:55.

Pepersack T (2009) Nutritional problems in the elderly. Acta Clin Belg. Mar-Apr;64(2):85–9

Rodriguez-Manas L, Bayer AJ, Kelly M et al. (2014) An evaluation of the effectiveness of a multi-modal intervention in frail and pre-frail older people with type 2 diabetes – the MID-Frail study: study protocol for a randomised controlled trial. Trials 15, S. 34.

Silliman RA, Bhatti S, Khan A et al. (1996) The care of older persons with diabetes mellitus: families and primary care physicians. Journal of the American Geriatrics Society 44 (11), S. 1314–1321

Sinclair AJ (2006) Special Considerations in Older Adults with Diabetes: Meeting the Challenge. Diabetes Spectrum October 19:4 229–233.

Zeyfang A, Berndt S, Aurnhammer G et al. (2012) A short easy test can detect ability for autonomous insulin injection by the elderly with diabetes mellitus. J Am Med Dir Assoc Jan;13(1):81.e15–8.

Zeyfang A, Feucht I, Fetzer G et al. (2001) Eine strukturierte geriatrische Diabetiker-Schulung (SGS) ist sinnvoll. Diabetes und Stoffwechsel 10:203–207

2.4 Geriatrisches Assessment bei Diabetes

Jürgen Wernecke

Das geriatrische Assessment wird auch als »Stethoskop« des Geriaters bezeichnet. Hintergrund ist die Möglichkeit, über die in der traditionellen

Medizin üblichen Untersuchungsverfahren hinaus Informationen zur psychosozialen und somatischen Leistungsfähigkeit älterer Menschen und damit auch über die Ausprägung der sogenannten geriatrischen Syndrome (▶ Kap. 1.1.2) zu erfahren. Da Diabetes, wie schon beschrieben, erhebliche Wechselwirkung mit den geriatrischen Syndromen zeigt, spielt deren Erfassung speziell auch bei Diabetes eine für Behandlungsziele, -möglichkeiten, -sicherheit und Prognose sehr wichtige Rolle. Bestimmte geriatrische Syndrome und Funktionsstörungen stehen in Bezug auf Patientenschulung, Bewegung, Ernährung und eine medikamentöse Therapie im Vordergrund. Wie von A. Zeyfang jüngst wieder zusammengefasst (Wernecke und Zeyfang 2019), kann der Behandler sich in einem ersten Screeningtest, wie dem Screening nach Lachs (Lachs et al. 1990) oder der für die Hausarztpraxis besonders geeignete MAGIC-Test (Manageable Geriatric Assessment) (Barkhausen et al. 2015) – in wenigen Minuten und auch von einer erfahrenen Praxishelferin durchführbar – einen Überblick verschaffen, ob und welche Funktionseinschränkungen vorliegen. Danach kann er sich bzgl. Diabetes auf bestimmte Verfahren aus den hunderten von bekannten Assessmentmethoden beschränken (siehe auch www.kcgeriatrie.de/downloads/instrumente/demtect.htm):

Merke

Geriatrisches Assessment ist das »Stethoskop« des Geriaters und bei Diabetes in Hinblick auf Therapie und Prognose besonders wichtig.

2.4.1 Kognition

Die zentrale Fähigkeit für eine erfolgreiche Patientenschulung und die medikamentöse Therapie kann durch folgende Testverfahren erfasst werden:

2.4 Geriatrisches Assessment bei Diabetes

Mini Mental State Examination (MMSE) nach Folstein (Folstein et al. 1975)

International bekanntestes Verfahren zur Kognitionstestung. Erfassung von mittel- und höhergradigen Formen der Demenz. Nachteil: leichtgradige Formen der Demenz und beginnende demenzielle Entwicklungen werden nicht sicher erfasst. Damit ist dieses Verfahren zur frühzeitigen Diagnose von beginnenden Kognitionsstörungen, die für eine Therapieentscheidung wesentlich ist, ungeeignet.

DemTect (Kessler et al. 2000)

Dieser Test kann auch frühe Formen einer kognitiven Einschränkung erfassen, ist dagegen wenig geeignet, fortgeschrittene Defizite zu differenzieren. Er testet verschiedene Formen der Kognition, wie kurz- und mittelfristige Erinnerung von Wörtern, Umgang mit Zahlen, Wortflüssigkeit und -umwandlung.

Geldzähltest nach Nikolaus (Zeyfang et al. 2012)

Hiermit lassen sich die wichtigsten Fähigkeiten zur Selbsttherapie, wie Hören, Sehen, Kognition und auch Feinmotorik, innerhalb weniger Minuten testen. Er hat eine hohe prospektive Aussagekraft, ob ein Patient auch in einem Jahr noch in der Lage ist, seine Insulintherapie selbständig durchzuführen.

2.4.2 Bewegung

Die Fähigkeit zur ausreichenden und sicheren Bewegung als Basistherapie jeder diabetischen Stoffwechselstörung lässt mit zunehmenden Funktionseinschränkungen im Alter nach. Dies verursacht verschiedene negative Wechselwirkungen mit der Stoffwechselführung. Neben der schon erwähnten eingeschränkten Diabetes-Basistherapie ist evtl. auch die motorische Fähigkeit zur korrekten Blutzuckerbestimmung, Tabletteneinnahme oder

Insulin-Selbsttherapie gefährdet. Die wichtige Prophylaxe des diabetischen Fußsyndroms bei diabetischer Polyneuropathie ist oft nicht mehr möglich und damit steigt die Amputationsgefahr. Schon bestehende Tendenzen zur depressiven Verstimmung werden organisch verstärkt, die Sturzgefahr steigt insbesondere bei Polyneuropathie.

Anerkannte Assessmentverfahren zur genauen Erfassung von Bewegungseinschränkungen sind:

Timed-up-and-go (Podsiadlo und Richardson 1991)

International weit verbreiteter Test zur Erfassung von Muskelkraft, Gehgeschwindigkeit und Sturzgefahr.

Modifizierter Romberger Stehtest (Guralnik et al. 1994)

Gutes Testverfahren zur Erfassung von Gleichgewicht und Sturzgefahr.

2.4.3 Ernährung

Mangelernährung ist, anders als in jüngeren Jahren die Adipositas, das Hauptproblem des geriatrischen Menschen mit Diabetes und Teilaspekt des wichtigen geriatrischen Syndroms der Frailty/Gebrechlichkeit. Die Erfassung des Ernährungszustandes ist daher wesentlich für die weitere Prognose des Patienten. Neben einer Verlaufskontrolle über das BMI gibt das Mini Nutritional Assessment (Guigoz et al. 1994) oder dessen Kurzform (Rubenstein et al. 2001) einen sehr guten und objektiven Eindruck des Ernährungszustandes.

2.4.4 Depression/Affekt

Menschen mit Diabetes zeigen ein etwa doppelt so hohes Risiko, an einer Depression oder depressiven Verstimmung zu erkranken, wie Menschen ohne Diabetes. Depression bei Diabetes ist mit einer deutlich schlechteren Stoffwechselqualität und erhöhten Mortalität verbunden. Depression im

Alter zeigt andere Symptome als in jüngeren Jahren. Eine Behandlung kann auch die Sekundärfolgen der Depression vermindern. Daher ist die rechtzeitige Diagnosestellung mit geeigneten Assessment-Instrumenten so wichtig.

Geeignete Testverfahren sind:

GDS-15 nach Yesavage (Yesavage et al. 1982)

Einer der gebräuchlichsten Testverfahren zur Depression. 15 einfache Fragen zur Selbsteinschätzung des Patienten geben einen guten ersten Eindruck zur Affektlage des Befragten. Dieser Test ist eher für die ambulante Situation geeignet. Bei demenzieller Entwicklung ist die Aussagekraft eingeschränkt.

GDS-8 nach Jongenelis (Jongenelis et al. 2007)

Ein speziell für den stationären Pflegebereich entwickeltes Testverfahren.

2.4.5 Aktivitäten des täglichen Lebens (ADL)

Zur Übersicht der instrumentellen Fähigkeiten eines Patienten, die z. B. zur Medikamenteneinnahme, zum Kommunizieren über Telefon oder zum selbständigen Einkaufen wichtig sind, ist die altbewerte IADL-Skala nach Katz geeignet (Lawton und Brody 1969).

Selbständige Insulininjektion (Zeyfang et al. 2012)

Der praxisgeeignete und sehr einfach durchzuführende Geldzähltest nach Nikolaus eignet sich, um festzustellen, ob eine selbständige Insulininjektion nach Teilnahme an einem strukturierten Behandlungs- und Schulungsprogramm für Insulintherapie möglich erscheint. Der Test erfordert kognitive, exekutive und visuelle Fähigkeiten. Knapp 80 % der älteren Patienten, die es schaffen, innerhalb von 45 Sekunden definierte Münzen und Scheine richtig zu zählen, schaffen es nach Schulung, zu Hause selbständig ihr Insulin zu spritzen (Zeyfang et al. 2012).

> **Merke**
>
> Ein geriatrisches Assessment ist ein standardisiertes Verfahren, das mittels verschiedener Erhebungsinstrumente der Feststellung der Selbsthilfefähigkeit sowie der Ernährung, des Sozialstatus, der Mobilität und der kognitiven Leistungsfähigkeit dient.

Literatur

Barkhausen T et al. (2015) »It's MAGIC« – development of a manageable geriatric assessment for general practice use. BMC Fam Pract; 16:4

Folstein MF, Folstein SE, McHugh PR (1975) »Mini-mental state«. A practical method for grading the cognitive state of patients for the clinician, J Psychiatr Res; 12(3):189–98.

Guigoz Y et al. (1994) Mini Nutritional Assessment: a practical assessment tool for grading the nutritional state of elderly patients, Facts Res Gerontol:12–3.

Guralnik JM et al. (1994) A short physical performance battery assessing lower extremity function, association with self-reported disability and prediction of mortality and nursing home admission, J Gerontol; 49(2):M85–94.

Jongenelis K et al. (2007) construction and validation of a patient- and user-friendly nursing home version of the Geriatric Depression Scale, Int Journal of Geriatric Psychiatry; 22: 837–842

Kessler J et al. (2000) DemTect: A new screening method to support diagnosis of dementia, Psycho; 26:343–7.

Lachs MS et al. (1990) A simple procedure for general screening for functional disability in elderly patients. Ann Intern Med; 112:699–706

Lawton MP, Brody EM (1969) Assessment of older people: self-maintaining and instrumental activities of daily living. Gerontologist; 9(3):179–86

Podsiadlo D, Richardson S (1991) The timed »Up & Go«: a test of basic functional mobility for frail elderly persons. J Am Geriatr Soc; 39(2):142–8.

Rubenstein LZ et al. (2001) Screening for undernutrition in geriatric practice: Developing the short-form mini-nutritional assessment (MNA-SF), J Gerontol A Biol Sci Med Sci; 56(6):M366–72.

Wernecke J, Zeyfang A (Hrsg.) (2019) Diabetes im Alter. De Gruyter: Berlin.

Yesavage JA et al. (1982) Development and validation of a geriatric depression screening scale: A preliminary report, J Psychiatr Res; 17(1):37–49.

Zeyfang A et al. (2012) A short easy test can detect ability for autonomous insulin injection by the elderly with diabetes mellitus. J Am Med Dir Assoc; 13(1),81e15–8

2.5 Telemedizin in der Diabetologie

Michael Uhlig

2.5.1 Definition und Bedeutung

Telemedizin ist gemäß Definition der Bundesärztekammer »ein Sammelbegriff für verschiedenartige ärztliche Versorgungskonzepte, die als Gemeinsamkeit den prinzipiellen Ansatz aufweisen, dass medizinische Leistungen der Gesundheitsversorgung der Bevölkerung in den Bereichen Diagnostik, Therapie und Rehabilitation sowie bei der ärztlichen Entscheidungsberatung über räumliche Entfernungen (oder zeitlichen Versatz) hinweg erbracht werden. Hierbei werden Informations- und Kommunikationstechnologien eingesetzt.« (Bundesärztekammer 2015)

Die definitorische Einordnung verändert sich mit der zunehmenden Dominanz von Begrifflichkeiten wie »Digitalisierung des Gesundheitswesens« und »Künstlicher Intelligenz in der medizinischen Versorgung«. In jedem Fall ist Telemedizin als wichtiger Part des Spektrums der so genannten »eHealth-Anwendungen« anzusehen (Bundesgesundheitsministerium 2023).

---

eHealth: Systematik (nach Hertrampf 2017)

- eCare
  Diagnostik, Therapie, Entscheidungsfindung, Begleitung und Beratung über räumliche Distanz hinweg durch Nutzung von Kommunikationstechnologie

- eAdministration
  Elektronische Patientenakte, Pflegedokumentation, Medikationsplan; digitalisiert gelöste Verwaltungsaufgaben aller Art
- ePrevention (Prävention)
  Assistenzsysteme (altersspezifisch, aber auch Komfort-orientiert), sensorgestütztes Monitoring (Anti-Dekubitus, Sturzprävention usw.), Coaching-Programme
- eResearch (Forschung)
  Datenanalysen, Forschung, (weltweiter) Austausch, maschinelles Lernen
- eLearning
  Simulationssysteme, Plattformen für medizinische/pflegerische Aus- und Weiterbildung, Telekonsultation und -pflegeberatung, Webinare usw.

Telemedizin ist in diesem Sinne vor allem als typische eCare-Anwendung zu sehen, greift in der Nutzung aber auch auf Elemente der übrigen eHealth-Bereiche zurück. So ist das Führen einer elektronischen Patientenakte fast immer maßgebliche Basis und gehört das Coachen des Patienten zum telemedizinischen Konzept.

Das Management chronischer Erkrankungen ist grundsätzlich prädestiniert, mit Informationstechnologie-basierten Lösungen massiv unterstützt zu werden. Im Google Playstore fanden sich bereits im Herbst 2017 insgesamt 255 deutschsprachige Apps zum Thema Diabetes, von denen acht ca. 83 % des Marktes abbildeten. Eine Analyse zeigte deren Funktionalitäten: der Schwerpunkt der Anwendungen lag mit ca. 80 % auf digitalen Tagebüchern, in 63 % der Apps wurden Werte berechnet, 61 % der Anwendungen besaßen die Funktion, Tagebucheinträge zu teilen. Weitere Funktionen ermöglichten in 57 % der Apps die grafische Auswertung der Daten, Wissen und Informationen zum Thema Diabetes boten 37 % der Apps. Weitere Aspekte umfassten z. B. Erinnerungsfunktionen, Nährwerttabellen, Cloud-Dienste oder auch Schnittstellen zu Messgeräten via Bluetooth (Grammes 2017).

Künftig werden die Apps sogar auf Rezept verordnet werden können und es ist – bei evaluierter Qualitätssicherung – die entsprechende Kostenübernahme durch die Krankenkassen gesichert (Bundesgesundheitsministerium 2020).

Telemedizinische Anwendungen haben sich im Bereich der Diabetologie – z. B. im Vergleich zur Kardiologie – noch nicht entsprechend dem eigentlichen Potenzial entwickelt. Die bereits entwickelten und auch in der Praxis durchaus erprobten Lösungen beruhen immer auf der Auswertung der diagnostischen Parameter, unterscheiden in den Schwerpunkten aber in Coaching des Patienten, Unterstützung des lokal tätigen Arztes (bzw. des betreuenden berufsgruppenübergreifenden Teams) durch Telemonitoring oder die direkte Kommunikation mit dem Patienten, typischerweise über eine Videosprechstunde.

2.5.2 Voraussetzungen

Für die wirksame Implementierung telemedizinischer Programme ist zunächst ein gewisses juristisches »Korsett« zu berücksichtigen. Zu beachten ist dabei noch immer das – durch Festlegungen der Bundesärztekammer und in der Folge auch vieler Landesärztekammern seit 2018 zweifellos deutlich gelockerte – Fernbehandlungsverbot. Telemedizin kann und will den lokal tätigen Arzt nicht vollständig ersetzen; sie muss sich vielmehr sinnvoll in den Diagnostik-, Therapie- und berufsgruppenübergreifenden Begleitprozess einfügen. Befördernd wird auch die Aufhebung des Fernverordnungsverbots wirken – deren praktische Umsetzung ist allerdings noch von vielen Unklarheiten gekennzeichnet.

Des Weiteren ist wichtig: es ist immer die verbindliche Einwilligung der Patienten oder ihrer Verfügungsberechtigten einzuholen. Entsprechende Muster der Erklärungen werden mit den Beschreibungen des jeweiligen Programms bereitgestellt. Und nicht zuletzt ist die Thematik des Datenschutzes zu beachten. Personenbezogene Daten sind immer besonders zu schützen und somit auch die Fragen zu beantworten, wie die persönlichen Daten von den medizinisch-pflegerischen Daten getrennt gespeichert werden können, wo genau sie abgelegt sind, wie die Schweigepflicht gewahrt bleibt, auf welche Weise kommuniziert wird und wie dementsprechend die Endgeräte konfiguriert sein müssen (Ebert 2017).

Den entsprechenden datenschutzrechtlichen Rahmen gibt in Deutschland die Telematikinfrastruktur der Gematik vor (Gematik Online).

Neben den rechtlichen Aspekten ist wichtig, dass vor Start geprüft wird, ob die datentechnischen Voraussetzungen gegeben sind. Trotz hoher Leistungsfähigkeit der (Bus-)Technologie und dem Auskommen mit »wenig Netz« kann es noch Standorte geben, an denen die Datenübertragungsqualität noch nicht hinreichend ist.

Für die mittelfristige nachhaltige Etablierung telemedizinischer Lösungen wird es weitergehender finanzieller Anreize bedürfen, so dass den Anbietern die erforderlichen Investitionen attraktiver gemacht werden. Immerhin ist die »Telemedizin« inzwischen in die Gebührenkataloge ärztlicher Leistungen aufgenommen worden. Und als Allerwichtigstes: die beteiligten Partner (Patienten, Ärzte, Therapeuten, Coaches, ggf. Pflegekräfte und Angehörige) müssen sich gut abgestimmt auf das inhaltliche Netzwerkkonzept und das Zusammenspiel verständigt haben. Soll die Lösung dabei nicht nur auf weitgehend selbstständig ihren Diabetes steuernde Patienten ausgerichtet sein, sondern gerade auch auf ältere, unterstützungsbedürftige oder gar kognitiv eingeschränkte Menschen, sind noch weitere Fragen wichtig: wer gehört zum Helfersystem dazu? Wer übernimmt bestimmte Aktivitäten im Alltag des Patienten? Und wie ist gesichert, dass die Umsetzung nicht an der eingeschränkten Alltagskompetenz scheitert – die Fragestellungen sind eher simpel, aber in der Praxis entscheidend: sind die Displays groß genug? »Sprechen« die Endgeräte? Ist gewährleistet, dass die Teststreifen- und Medikamentenboxen erreichbar sind und geöffnet werden können? In der S2k-Leitinie »Diagnostik, Therapie und Verlaufskontrolle des Diabetes mellitus im Alter« wird konsequent nach Grad der funktionellen Einschränkung unterschieden. Dies sollte auch die Orientierung geben, wie konkret die telemedizinischen Anwendungen konzipiert werden.

2.5.3 Anwendungen

Die – neben oder ergänzend zu den Apps – etabliertesten eHealth-Lösungen für Menschen mit Diabetes fokussieren die Begleitung über räumliche Entfernungen hinweg – auf der Basis entsprechend gestalteten Programme im Zusammenspiel zwischen den Patienten und Ärzten bzw. den weiteren beteiligten Akteuren. Werden die vorstehend beschriebenen Voraussetzungen berücksichtigt, sind nachhaltige Erfolge zu erzielen. Die Lösungen werden sich durchsetzen, da einerseits dem deutschen Gesundheitswesen für ausschließlich persönliche Betreuungsbeziehungen die personellen Ressourcen fehlen, und andererseits die technischen und fachlichen Voraussetzungen für die diabetologische Telemedizin längst gegeben sind.

Die folgende Übersicht zeigt verschiedene Modelle telemedizinischer Lösungen für die Diabetologie.

Modell 1: Diabetes-Coaching-Programm

z. B.: TeLiPro des DITG (Deutsches Institut für Telemedizin und Gesundheitsförderung)
Bausteine:

- Ortsunabhängige telemedizinische Parameter-Überwachung: Blutzucker, Aktivität, Gewicht, Blutdruck
- Gesundheitscoaching: Hauptthemen: Ernährung, Bewegung, Diabetes und Motivation; auf der Basis strukturierten Dialogs zwischen den Coaches (in der Regel Diabetes-Berater und Ärzte; bei Bedarf Vertreter weiterer Berufsgruppen) und den Patienten
- Basis: Online-Portal (mit Zugang für alle Beteiligten, denen entsprechende Rechte eingeräumt werden)

Modell 2: Telemonitoring-Programm für pflegebedürftige Menschen mit Diabetes

z. B.: Pflegeheimprogramm des WZAT (Westdeutsches Zentrum für Angewandte Telemedizin)
Bausteine:

- Kontinuierliche Parameter-Erhebung durch das Pflegeteam: Blutzucker, Gewicht, Blutdruck, Gerinnung/EKG/weitere Parameter und Übermittlung via Bluetooth vom Mess- zum Übertragungsgerät

- Patientenindividuell parametrierte elektronische Patientenakte
  - mit Zugang für den lokal behandelnden Arzt und das Pflegeteam
- Basis: Online-Portal (mit Zugang für alle Beteiligten, denen entsprechende Rechte eingeräumt werden)
- Patientenindividuell abgestimmter Kommunikationsplan zwischen Pflegeeinrichtung, Telemedizin-Zentrum und behandelnden Ärzten

Modell 3: Videokonsultation

(nach Schlecht und Faber-Heinemann 2019)
Bausteine:

- Regelhaft terminierte Videosprechstunde auf Basis zuvor bereitgestellter diagnostischer Daten, insbesondere aus Insulinpumpen-Dokumentation und CGM-System; aber auch: Befunde, Fotos, Unterlagen zu Fallbesprechungen etc.
  - in Kombination mit Präsenzsprechstunden geplant
- Webbasierte Lösung über Cloud-Dienstleister (mit Zugang für die Patienten durch entsprechende Kenndaten/TAN); Steuerung durch die Arztpraxis
  - nötig: leistungsfähiger Browser, PC oder Tablet mit Kamera und Mikrofon
- Patientenindividuell abgestimmter Kommunikationsplan zwischen Arztpraxis und Patient

Merke

Telemedizinische Lösungen unterstützen nachhaltig das systematische Diabetes-Management unabhängig vom Ort und über räumliche Distanzen hinweg auf Basis kontinuierlich erhobener diagnostischer Daten und des strukturierten Dialogs zwischen Patient, Arzt/Arztpraxis und ggf. weiteren Beteiligten; die telemedizinischen Dienstleister nehmen dabei eine wirksam befördernde Funktion für die vor Ort behandelnden Ärzte, betreuenden Pflegekräfte, Berater und weiteren Beteiligten im »Helfersystem« ein.

Literatur

Bundesärztekammer (2015) Hinweise und Erläuterungen zu § 7 Absatz 4 MBO-Ä (Fernbehandlung). https://www.bundesaerztekammer.de/fileadmin/user_upload/BAEK/Themen/Digitalisierung/2015-12-11_Hinweise_und_Erlaeuterungen_zur_Fernbehandlung.pdf (aufgerufen am 31. Mai 2023)

Bundesgesundheitsministerium (2020) Ärzte sollen Apps verschreiben können. https://www.bundesgesundheitsministerium.de/digitale-versorgung-gesetz.html (aufgerufen am 31. Mai 2023)

Bundesgesundheitsministerium (2023) E-Health. https://www.bundesgesundheitsministerium.de/service/begriffe-von-a-z/e/e-health.html (aufgerufen am 31. Mai 2023)

Ebert O (2017) Rechtliche Aspekte der digitalisierten Therapie. https://www.diabetologie-online.de/a/schwerpunkt-digitalisierung-rechtliche-aspekte-der-digitalisierten-therapie-1829835 (aufgerufen am 31. Mai 2023)

Gematik Online. https://www.gematik.de/telematikinfrastruktur/

Grammes J (2017) Diabetes Apps – ein Überblick. Vortrag auf der 32. Jahrestagung der Arbeitsgemeinschaft Diabetes und Psychologie, Mainz.

Hertrampf K (2017) Nutzen zeigen und Anwender überzeugen. https://www.diabetologie-online.de/a/schwerpunkt-digitalisierung-nutzen-zeigen-und-anwender-ueberzeugen-1829833 (aufgerufen am 31. Mai 2023)

Schlecht K, Faber-Heinemann G (2019) So lässt sich die Telemedizin in der Diabetes-Schwerpunktpraxis umsetzen. Online: https://www.medical-tribune.de/medizin-und-forschung/artikel/so-laesst-sich-die-telemedizin-in-der-diabetes-schwerpunktpraxis-umsetzen (aufgerufen am 31. Mai 2023)

3 Besondere Situationen bei Diabetes im hohen Lebensalter – Das ist im Alter anders

3.1 Hypoglykämien

Werner Kern

3.1.1 Klinische Veränderungen im Alter

Das Risiko für Hypoglykämien steigt mit zunehmender Diabetesdauer und ist bei älteren Menschen mit Diabetes erhöht (Zammitt et al. 2005; Cryer 2008). Die hormonelle Gegenregulation einer Hypoglykämie setzt im höheren Alter erst bei niedrigeren Blutglukose-Werten ein und die Gesamtmenge freigesetzter gegenregulatorischer Hormone ist reduziert (Meneilly et al. 1994). Dadurch ist auch die Blutglukose-Schwelle für das subjektive Wahrnehmen der Hypoglykämie mit zunehmendem Alter in Richtung niedrigerer Blutglukose-Werte verschoben (Bremer et al. 2009). Eine Störung der Gehirnfunktion tritt im Alter aber bereits bei höheren Blutglukose-Werten auf (Matyka et al. 1997). Dadurch wird das Zeitfenster zwischen subjektivem Wahrnehmen der Hypoglykämie und einer Handlungsunfähigkeit mit zunehmendem Lebensalter immer kleiner. Damit wird verständlich, weshalb ältere Patienten lange Zeit nichts von ihrer niedrigen Blutglukose spüren, dann aber relativ unvermittelt innerhalb von Minuten handlungsunfähig werden und selbst nichts mehr gegen die Unterzuckerung unternehmen können.

Beim älteren Menschen können sich die Hypoglykämiesymptome zudem in anderer Form zeigen. Nicht selten treten anstelle der »klassischen« autonomen Symptome z. B. Gangunsicherheit, Schwindel, Gedächtnis- oder Koordinationsstörungen oder eine verwaschene Sprache durch eine Unterzuckerung auf, die vom Pflegepersonal oder von Zugehörigen als zerebrale Minderdurchblutung oder Alkoholintoxikation fehlgedeutet werden können (Jaap et al. 1998).

3.1.2 Häufigkeit von Hypoglykämien

Die Inzidenz schwerer Hypoglykämien ist mit 7,8 % pro Patient und Jahr in Pflegeheimen sehr hoch und eine häufige Ursache für Notarzteinsätze (Bahrmann 2015). Hypoglykämien sind die zweithäufigste Ursache für arzneimittelbedingte Notaufnahmen älterer Menschen (Budnitz et al. 2011). Die Rate schwerer Hypoglykämien ist besonders hoch bei Begleiterkrankungen (Holstein et al. 2012) wie einer Depression, Leber- oder Niereninsuffizienz, kardiovaskulärer Erkrankung oder Herzinsuffizienz. Auch eine beeinträchtigte kognitive Leistungsfähigkeit erhöht das Risiko für schwere Hypoglykämien (Punthakee et al. 2012). Schwere Unterzuckerungen sind am häufigsten bei einer Behandlung mit prandialem Insulin, einem Basalinsulin oder einem Insulinsekretagon, während eine anderweitige antidiabetische Behandlung nur mit einem sehr geringen Hypoglykämierisiko einhergeht. Auch die Behandlung mit einem ß-Blocker erhöht das Hypoglykämierisiko. Überraschenderweise waren in verschiedenen Studien schwere Hypoglykämien am seltensten bei einem HbA1c < 7,0 % (53 mmol/mol) und stiegen kontinuierlich mit dem HbA1c an. Sie waren am häufigsten bei einem HbA1c > 9,0 % (75 mmol/mol) (Duckworth et al. 2009, Pathak et al. 2016). Diese Befunde widersprechen der weit verbreiteten Meinung, ein hoher HbA1c schütze vor schweren Hypoglykämien.

Mehr als die Hälfte der schweren Unterzuckerungen treten während des Nachtschlafs auf. Die Schwelle für die Freisetzung von Adrenalin und Noradrenalin liegt zur gleichen Nachtzeit im Schlaf bei signifikant niedrigerer Blutglukose als im Wachzustand, und die Gesamtmenge an freigesetzten Katecholaminen und Cortisol während der Hypoglykämie ist im Schlaf niedriger als im Wachzustand (Gais et al. 2003). Ein Katecholaminanstieg scheint aber ein wichtiger Faktor für das Erwachen während der Hypoglykämie zu sein.

Es ist zu befürchten, dass dadurch ältere Patienten, die aufgrund ihres Alters bei Hypoglykämien bereits am Tage eine abgeschwächte hormonelle Gegenregulation zeigen, während des Nachtschlafs besonders ausgeprägte und protrahierte Unterzuckerungen durchlaufen und aufgrund des späten und geringen Katecholaminanstiegs nur selten durch die Hypoglykämie erweckt werden. Kontinuierliche Glukosemessungen haben gezeigt, dass fast 75 % der unbemerkten Unterzuckerungen während des Nachtschlafs auftreten (Chico et al. 2003).

3.1.3 Kardiale Komplikationen durch Hypoglykämien

Der Katecholaminanstieg während einer Unterzuckerung erhöht Blutdruck, Herzfrequenz und Auswurfleistung und damit den Sauerstoffbedarf des Herzens. Zudem wird die Thrombophilie gesteigert und die Thrombolyse gehemmt (Desouza et al. 2010). Es ist gut vorstellbar, dass dadurch Myokardischämien und Infarkte begünstigt werden. Zudem kommt es während der Hypoglykämie im EKG zu einer Zunahme der QTc-Zeit, wodurch das Auftreten von Arrhythmien begünstigt wird. Es wurde gezeigt, dass nächtliche Hypoglykämien häufig mit EKG-Veränderungen wie ventrikulären Extrasystolen, Sinusbradykardie oder einem wechselnden Vorhofschrittmacher einhergehen (Chow et al. 2014). Hinweise auf einen Zusammenhang von Hypoglykämien und kardiovaskulären Ereignissen erbrachte auch eine Reihe epidemiologischer Untersuchungen. So hat z. B. eine Metaanalyse von Studien an über 900.000 Patienten mit Diabetes gezeigt, dass sich unter Berücksichtigung vieler anderer Risikofaktoren das Risiko für kardiovaskuläre Ereignisse bei Auftreten schwerer Hypoglykämien mehr als verdoppelt (Goto et al. 2013).

3.1.4 Hypoglykämie-Effekte auf kognitive Funktionen

In retrospektiven und prospektiven Studien und in Datenbankanalysen korrelierte das Risiko, nach dem 65. Lebensjahr eine Demenz zu entwickeln, mit der Anzahl vorausgegangener Hypoglykämien. Es war bei denjenigen mit drei oder mehr schweren Unterzuckerungen in der Vorgeschichte nahezu doppelt so hoch wie bei Patienten, die nie eine schwere Hypoglykämie erlitten hatten (Whitmer et al. 2009, Yaffe et al. 2013, Lin et al. 2013). Auch die generelle kognitive Leistungsfähigkeit wie Gedächtnis, Aufmerksamkeit, Reaktionszeit und Motorik älterer Menschen wird durch schwere Hypoglykämien dauerhaft gestört (Aung et al. 2012, Feinkohl et al. 2014, Lacy et al. 2019).

3.1.5 Stürze und Frakturen

Obwohl der Nachweis eines kausalen Zusammenhangs hier schwierig ist, mehren sich die Hinweise, dass Unterzuckerungen auch die Gefahr für Stürze und Frakturen beim älteren Menschen erhöhen (Vestergaard et al. 2005, Puar et al. 2012).

3.1.6 Therapeutische Konsequenzen

Diese Befunde deuten darauf hin, dass Hypoglykämien ein weitaus größeres Gefährdungspotenzial haben als bislang angenommen.

Besonders beim älteren Menschen ist deshalb eine Vermeidung von Unterzuckerungen besonders wichtig. Bevorzugt sollten Substanzen eingesetzt werden, die per se kein oder nur ein sehr geringes Hypoglykämiepotential haben. Dies betrifft z.B. Metformin, Acarbose, DPP-4-Inhibitoren, GLP-1-Analoga oder SGLT-2-Inhibitoren, solange sie nicht in Kombination mit Sulfonylharnstoffen oder Insulin eingesetzt werden.

> **Merke**
>
> Beim älteren Menschen können sich die Hypoglykämiesymptome in anderer Form zeigen: Nicht selten treten anstelle der »klassischen« autonomen Symptome z.B. Gangunsicherheit, Schwindel, Gedächtnis- oder Koordinationsstörungen oder eine verwaschene Sprache als Symptome der Hypoglykämie auf. Hypoglykämien sind die zweithäu-

figste Ursache für arzneimittelbedingte Notaufnahmen älterer Menschen.

Literatur

Aung PP, Strachan MWJ, Frier BM et al. (2012) Severe hypoglycaemia and late-life cognitive ability in older people with Type 2 diabetes: the Edinburgh Type 2 Diabetes Study. Diabet Med 29:328–36.
Bahrmann A, Worz E, Specht-Leible N et al. (2015) Behandlungsqualität des Diabetes mellitus und Inzidenz schwerer Hypoglykamien in stationären und ambulanten Versorgungseinrichtungen: Heidelberger Diabetesstudie. Z Gerontol Geriatr 48: 246–54.
Bremer JP, Jauch-Chara K, Hallschmid M et al. (2009) Hypoglycemia unawareness in older compared with middle-aged patients with type 2 diabetes. Diabetes Care 32:1513–7.
Budnitz DS, Lovegrove MC, Shehab N et al. (2011) Emergency hospitalizations for adverse drug events in older Americans. N Engl J Med 365: 2002–12.
Chico A, Vidal-Rios P, Subira M et al. (2003) The continuous glucose monitoring system is useful for detecting unrecognized hypoglycemias in patients with type 1 and type 2 diabetes but is not better than frequent capillary glucose measurements for improving metabolic control. Diabetes Care 26: 1153–7.
Chow E, Bernjak A, Williams S et al. (2014) Risk of cardiac arrhythmias during hypoglycemia in patients with type 2 diabetes and cardiovascular risk. Diabetes 63: 1738–47.
Cryer PE (2008) The barrier of hypoglycemia in diabetes. Diabetes 57: 3169–76.
Desouza CV, Bolli GB, Fonseca V (2010) Hypoglycemia, diabetes, and cardiovascular events. Diabetes Care 33: 1389–94.
Duckworth W, Abraira C, Moritz T et al. (2009) Glucose control and vascular complications in veterans with type 2 diabetes. N Engl J Med 360: 129–39.
Feinkohl I, Aung PP, Keller M et al. (2014) Severe hypoglycemia and cognitive decline in older people with type 2 diabetes: the Edinburgh type 2 diabetes study. Diabetes Care 37:507–15.
Gais S, Born J, Peters A et al. (2003) Hypoglycemia counterregulation during sleep. Sleep 26: 55–9.
Goto A, Arah OA, Goto M et al. (2013) Severe hypoglycaemia and cardiovascular disease: systematic review and meta-analysis with bias analysis. BMJ 347:f4533.
Holstein A, Patzer OM, Machalke K et al. (2012) Substantial increase in incidence of severe hypoglycemia between 1997–2000 and 2007–2010: a German longitudinal population-based study. Diabetes Care 35: 972–5.

Jaap AJ, Jones GC, McCrimmon RJ et al. (1998) Perceived symptoms of hypoglycaemia in elderly type 2 diabetic patients treated with insulin. Diabet Med 15: 398–401.

Lacy ME, Gilsanz P, Eng C et al. (2019) Severe Hypoglycemia and Cognitive Function in Older Adults With Type 1 Diabetes: The Study of Longevity in Diabetes (SOLID). Diabetes Care Dec 27. Pii: dc190906. Doi: 10.2337/dc19–0906. [Epub ahead of print]

Lin C-H, Sheu WH-H (2013) Hypoglycaemic episodes and risk of dementia in diabetes mellitus: 7-year follow-up study. J Intern Med 273:102–10.

Matyka K, Evans M, Lomas J et. al. (1997) Altered hierarchy of protective responses against severe hypoglycemia in normal aging in healthy men. Diabetes Care 20:135–41.

Meneilly GS, Cheung E, Tuokko H (1994) Altered responses to hypoglycemia of healthy elderly people. J Clin Endocrinol Metab 78: 1341–8.

Pathak RD, Schroeder EB, Seaquist ER et. al. (2016) Severe Hypoglycemia Requiring Medical Interven- tion in a Large Cohort of Adults With Diabetes Receiving Care in U.S. Integrated Health Care De- livery Systems: 2005–2011. Diabetes Care 39: 363–70.

Puar TH, Khoo JJ, Cho LW et al. (2012) Association between glycemic control and hip fracture. J Am Geriatr Soc 60:1493–7.

Punthakee Z, Miller ME, Launer LJ et al. (2012) Poor cognitive function and risk of severe hypoglycemia in type 2 diabetes: post hoc epidemiologic analysis of the ACCORD trial. Diabetes Care 35: 787–93.

Vestergaard P, Rejnmark L, Mosekilde L (2005) Relative fracture risk in patients with diabetes mellitus, and the impact of insulin and oral antidiabetic medication on relative fracture risk. Diabetologia 48:1292–9.

Whitmer RA, Karter AJ, Yaffe K et al. (2009) Hypoglycemic episodes and risk of dementia in older pa- tients with type 2 diabetes mellitus. JAMA 301:1565–72.

Yaffe K, Falvey CM, Hamilton N et al. (2013) Association between hypoglycemia and dementia in a bira- cial cohort of older adults with diabetes mellitus. JAMA Intern Med 173:1300–6.

Zammitt NN, Frier BM (2005) Hypoglycemia in type 2 diabetes: pathophysiology, frequency, and effects of different treatment modalities. Diabetes Care 28: 2948–61.

3.2 Hyperglykämie

Anke Bahrmann

Bei einer Hyperglykämie treten typische Symptome wie Polyurie (vermehrtes Wasserlassen) oder Polydipsie (Durstgefühl) auf. Im Alter können vorrangig unspezifische Symptome wie Sehstörungen, Müdigkeit, erhöhte Infektneigung, Verwirrtheit oder trockene Haut durch eine Hyperglykämie bedingt sein. Insulinmangel kann zu einer deutlichen Erhöhung der Blutglukose führen mit nachfolgend schwerem Flüssigkeitsmangel (Exsikkose), Elektrolytverschiebungen und neurologischen Ausfällen bis hin zum Koma.

Die laborchemische Definition einer Hyperglykämie ist nicht einheitlich. Generell spricht man von einer Hyperglykämie bei Blutglukoswerten > 250 mg/dl (13,9 mmol/l). Oft ist das Standardbikarbonat < 8–10 mmol/l und es liegt eine Ketonämie (Anhäufung von Ketonkörpern > 5 mmol/l) vor. Es besteht die Gefahr einer Übersäuerung, einer sogenannten Ketoazidose. Der Körper versucht die Ketonkörper über die Atemluft (typisch: Acetongeruch) oder über den Urin auszuscheiden. Die Ketonkörper können im Urin mit Hilfe von speziellen Teststreifen mit Farbindikator gemessen werden. Man unterscheidet beim hyperglykämischen Koma zwei Formen: die diabetische Ketoazidose und das hyperosmolare Koma.

Die diabetische Ketoazidose tritt meist bei Typ-1-Diabetes auf. Der absolute Insulinmangel führt zur Bildung von Ketonkörpern. Die Blutgluko sespiegel liegen in der Regel zwischen 300–700 mg/dl (16–39 mmol/l).

Das hyperosmolare Koma tritt meist bei Typ-2-Diabetes auf. Es besteht ein relativer Insulinmangel, so dass durch das vorhandene Insulin eine Bildung von Ketonkörpern vermieden wird. Die Blutglukosespiegel liegen in der Regel zwischen 600–800 mg/dl (33–45 mmol/l). Übergangsformen sind möglich. Die Letalität liegt zwischen 5–20 %.

Symptome des ketoazidotischen Komas können Übelkeit, Erbrechen, Kussmaulatmung (verstärkte, vertiefte Atmung), Unruhe, Delir, Somnolenz bis Koma sowie Polyurie, Polydipsie, Gewichtsabnahme, Acetongeruch, Tachykardie, Pseudoperitonitis, hypovolämischer Schock, Ileus oder

3.2 Hyperglykämie

Nierenversagen sein. Ursachen einer hyperglykämischen Stoffwechseleinstellung sind in ▶ Tabelle 3.1 dargestellt.

Tab. 3.1: Ursachen einer hyperglykämischen Stoffwechselentgleisung

Fehlende Insulinzufuhr	Erstmanifestation eines bisher unbekannten Diabetes mellitus Insulininjektion vergessen/zu wenig Insulin gespritzt
Erhöhter Insulinbedarf	Infektion (z. B. Harnwegsinfekte, Pneumonie) Operation/Unfall Hyperthyreose (Schilddrüsenüberfunktion) Therapie mit blutglukoseerhöhenden Medikamenten (z. B. Glukokortikoide) Schwangerschaft
Kohelnhydrate/Bewegung	Zu viele Kohlenhydrate zugeführt Zu wenig körperliche Bewegung

Häufigste Ursache einer hyperglykämischen Stoffwechselentgleisung (40 % der Fälle) sind Infektionen. Ein ketoazidotisches Koma kann z. B. bei Erstmanifestation eines Typ-1-Diabetes entstehen, perioperativ oder bei Katheterverschluss im Rahmen einer Insulinpumpentherapie auftreten.

Die Pseudoperitonitis diabetica bezeichnet eine schmerzhaft gespannte Bauchdecke und wird leicht mit einem akuten Abdomen, einer Gallenblasenentzündung oder einem Magen-Darm-Infekt verwechselt. Hauptsymptome der Pseudoperitonitis diabetica sind Übelkeit und Erbrechen. Wird die Insulindosis hier fälschlicherweise reduziert, so wird die Hyperglykämie fatalerweise verstärkt.

In seltenen Fällen sind normoglykämische Ketoazidosen unter SGLT-2-Hemmer-Therapie beschrieben. Sollten Beschwerden wie bei einer Pseudoperitonizis diabetica auftreten, sollte die SGLT-2-Hemmer-Therapie sofort beendet werden.

Bei Hyperglykämie sollten regelmäßig Blutglukosekontrollen durchgeführt werden. Ansprechbare, schluckfähige Betroffene sollten nichts essen, aber reichlich Wasser trinken. Die Korrektur der Blutglukose erfolgt nach Anweisung des Arztes mit kurzwirksamem Insulin. In der Regel werden maximal 10 IE kurzwirksames Insulin als Bolus s.c. injiziert, dann erfolgt zunächst eine Kontrolle der Blutglukose. Bei Typ-1-Diabetes oder Acetongeruch ist ein Acetontest sinnvoll. Ist der Acetontest positiv, sollten 20% der Insulintagesdosis (kurzwirksames Insulin) gespritzt werden – maximal jedoch 10 IE kurzwirksames Insulin. Sobald der Blutglukosewert unter 200 mg/dl (11,1 mmol/l) sinkt, sollten Kohlenhydrate gegessen werden, um ein zu schnelles Absinken der Blutglukose mit Gefahr der Entwicklung eines Hirnödems zu vermeiden. Wichtig ist es, die Ursache für die Stoffwechselentgleisung zu finden und zu behandeln/beseitigen.

Bei bewusstlosen Patienten muss sofort der Notarzt verständigt werden. Bei ketoazidotischem Koma gelten die Empfehlungen der S3-LL Typ-1-Diabetes der Deutschen Diabetesgesellschaft (siehe folgenden Übersichtskasten).

> **Grundzüge der Therapie der diabetischen Ketoazidose (nach Joint British Diabetes Societies for inpatient care [JBDS-IP] 2013)**
>
> **1. Legen eines Zugangs**
> Peripherer Zugang oder zentraler Venenkatheter (abhängig vom Alter, Schwere der Entgleisung, Vorliegen von Begleiterkrankungen).
>
> **2. Rehydrierung**
> (ggf. ZVD-gesteuerte Volumenzufuhr) mit 0,9% NaCl*.
> In Abhängigkeit von Herz- und Nierenfunktion bis zu 1–2 l 0,9% NaCl in 60 min.; weitere Infusionsgeschwindigkeit zwischen 250–500 ml/Std. Der gesamte Bedarf liegt bei etwa 5–10 l oder ca. 15% des Körpergewichts, in Einzelfällen auch darüber.
>
> **3. Blutglukosesenkung**
> Insulingabe immer intravenös über Perfusor (0,05–0,1 U/kg KG/h i.v.)
> *Zielwerte für die Blutglukosesenkung*
> Abfall der Blutglukosekonzentration pro Stunde um 50–100 mg/dl (5,6–2,8 mmol/l). Nicht tiefer als 250 mg/dl (13,9 mmol/l) während der ersten 24 h senken, um ein Hirnödem zu vermeiden (dies gilt besonders bei schweren Ketoazidosen).
> *Ab 300 mg/dl (16,7 mmol/l) Infusion von Glukose 10%* zur Vermeidung

eines zu raschen Blutglukoseabfalls und wegen intrazellulären Glukosebedarfs. Die Infusionsgeschwindigkeit richtet sich nach der Blutglukose.

4. Kaliumgabe
Wichtig: Kaliumspiegel beachten, bei subnormalen Kaliumspiegel erst Kaliumgabe, dann Insulingabe, ansonsten Risiko von Herzrhythmusstörungen.
Die Kaliumsubstitution richtet sich nach folgendem Schema:

Kaliumspiegel in den ersten 24 Stunden (mmol/l)	Kaliumzugabe pro 1.000 ml Infusionslösung (mval/l)
Höher als 5,5	keine Zugabe
3,5–5,5	40
Unter 3,5	ggf. zusätzlich orale Gabe von Kalium

Solange kein Insulin oder Bikarbonat gegeben wurde, ist die Kaliumsubstitution problemlos. Mit der Gabe von Insulin kann Kalium sehr rasch fallen, so dass eine adäquate Substitution nicht mehr möglich ist. Der Insulinperfusor sollte dann gestoppt werden, bis sich das Kalium wieder im normalen Bereich befindet.

5. Nur im Ausnahmefall: Bikarbonatgabe
Bikarbinatgabe ist die Ausnahme und nicht die Regel bei Vorliegen einer Ketoazidose.
Gabe nur bei pH < 7,0, als 8,4% Natriumbicarbonat, 50 mmol über eine Stunde (um einen Wasserstoff-Kalium-Shift nicht zu sehr zu beschleunigen). Gepuffert wird nur bis zu einem pH von 7,1.

6. Ursachenforschung der Entgleisung und spezifische Therapie (Antibiose, Heparingaben etc.).

* die Gabe von 0,45 %iger NaCl-Lösung wird im Gegensatz zur Leitlinie der ADA (ADA 2006) auch bei Hypernatriämie nicht grundsätzlich empfohlen. Eine Hypernatriämie sollte nur sehr langsam gesenkt werden (ca. 1 mmol/l Natrium/Stunde), 0,45 %ige NaCl-Lösung ist nicht erforderlich.

Merke

Insulinmangel kann zu einer deutlichen Erhöhung der Blutglukose führen mit nachfolgend schwerem Flüssigkeitsmangel (Exsikkose), Elektrolytverschiebungen und neurologischen Ausfällen bis hin zum Koma. Häufigste Ursache einer hyperglykämischen Stoffwechselentgleisung (40 % der Fälle) sind Infektionen. Ein ketoazidotisches Koma kann z. B. bei Erstmanifestation eines Typ-1-Diabetes entstehen. Wichtig ist neben einer adäquaten Behandlung der Hyperglykämie die Klärung und Beseitigung der Ursache der Stoffwechselentgleisung.

Literatur

American Diabetes Association (ADA) (2006) Standards of Medical Care in Diabetes. Diabetes Care 1 January 2006; 29 (suppl_1): s4–s42. https://doi.org/10.2337/diacare.29.s1.06.s4

Bahrmann A (2014) Hyperglykämie, in: Hodeck K, Bahrmann A (Hrsg.) Pflegewissen Diabetes. Springer Verlag: Heidelberg.

S3-Leitlinie Typ-1 Diabetes der Deutschen Diabetesgesellschaft, 2. Auflage, 2018 unter: www.deutsche-diabetes-gesellschaft.de (Zugriff vom 7.03.2020)

3.3 Typ-1-Diabetes mellitus im Alter

Andrej Zeyfang

Bis 1922 gab es bekanntermaßen wenige Chancen für Menschen mit Typ-1-Diabetes, überhaupt das Erwachsenenalter zu erreichen, geschweige denn alt zu werden. Mit der Entdeckung des Insulins und der Zurverfügungstellung für die Behandlung des Typ-1-Diabetes durch Banting/Best erhielten auch Menschen mit Typ-1-Diabetes die Chance älter, ja auch wirklich alt zu werden und dabei in vielen Fällen auch fit und leistungsfähig bis ins Alter zu bleiben. Durch Folge- und Begleiterkrankungen gelingt dies nicht immer so wie bei Menschen ohne Diabetes. Altersassoziierte Syndrome und Funktionsstörungen können sich natürlich auch unabhängig vom Typ-1-Diabetes einstellen. Die fernere Lebenserwartung von Menschen mit Typ-1-Diabetes ist nach wie vor je nach Studie bis zu zehn Jahre geringer im Vergleich zu Menschen ohne Diabetes (Petrie et al. 2016). Erfreulich ist, dass diese Übersterblichkeit mit zunehmendem Lebensalter abnimmt und über 85-Jährige mit Typ-1-Diabetes sogar eine gering höhere ferne Lebenserwartung aufweisen als ihre Altersgenossen ohne Diabetes (Livingstone et al. 2015). Man kann mutmaßen, dass dies an der sehr viel gesundheitsbewussteren Lebensweise dieser Menschen liegen kann.

Von den geschätzt 250.000 Menschen mit Typ-1-Diabetes ist ca. ein Drittel älter als 70 Jahre. Zusätzlich sind nicht alle insulinbehandelten älteren Menschen mit Typ-2-Diabetes korrekt klassifiziert, da es sich auch um einen spät manifestierten Typ-1-Diabetes (früher als LADA bezeichnet) handeln könnte. Daten aus Auto-Antikörperstudien weltweit zeigen, dass zwischen 4–14 % der phänotypisch als Typ-2 betrachteten Patienten davon betroffen sein könnten (Laugesen et al. 2015).

Menschen mit Typ-1-Diabetes tragen nach Diagnosestellung meist sehr früh und sehr stark zu ihrer eigenen Therapieführung bei. Hierfür ist eine gute kognitive Leistungsfähigkeit eine wesentliche Voraussetzung.

Mit dem Älterwerden schränken geriatrische Syndrome wie Demenz oder eingeschränkte Feinmotorik viele Fertigkeiten zum Selbstmanagement dauerhaft ein.

Da die meisten Menschen mit Typ-1-Diabetes heute mit komplexen Insulintherapieformen wie intensivierter Insulintherapie oder auch Pumpentherapie behandelt werden, stellt sich bei geriatrischen Patienten oft die Frage, ob eine solche Therapie weiterhin sinnvoll und möglich ist. Zu bedenken ist dabei der Vorteil von einfacheren Therapieformen für die sichere selbständige Durchführung. Der Erhalt der Autonomie ist ein oberes Therapieziel. Die Fremdgabe von Insulin, z. B. durch einen Pflegedienst, kann eine deutliche Reduktion der Lebensqualität bewirken.

Dagegenhalten muss man natürlich die Inkaufnahme von größeren Blutzuckerschwankungen und – bei starren Insulinmengen – den Verlust von Flexibilität, wie relativ freier Nahrungsaufnahme.

Ein schwieriges und wichtiges Thema ist das Nachlassen von kognitiven, sensorischen oder feinmotorischen Fähigkeiten beim älteren Menschen. Dies sind alles Fähigkeiten, welche für die selbständige Durchführung der Insulintherapie dringend benötigt werden.

Hinweise können vergessene Insulininjektionen, falsche Insulindosierungen durch fehlerhafte Berechnung oder falsches Ablesen aus Tabellen sein. Oft fällt es den Betroffenen selbst schwer, sich diese Fehler und Probleme einzugestehen. Es ist deshalb sinnvoll, mit objektiven Testverfahren des Assessments die wichtigsten Parameter zu überprüfen und sich ggf. das korrekte Durchführen einer Blutzuckermessung und Insulininjektion durch den Patienten zeigen zu lassen.

Es gibt keine sichere, eindeutige Zuordnung, und auch kein einzelnes Testverfahren hat eine ausreichende Trennschärfe, um sicher zwischen selbständiger Insulingabe oder nötiger Fremdhilfe zu unterscheiden. Dennoch sind – wie beim Autofahren – gerade bei beginnender Demenz Kognitionstests sinnvoll.

Die Kognition kann beispielsweise mit Hilfe von Screening-Tests wie dem Uhrentest (Shulman et al. 1986) oder dem DemTect (Kalbe et al. 2004) oder MoCA (Nasreddine et al. 2005) rasch und zuverlässig überprüft werden.

Mit Hilfe des sogenannten Geldzähltests (Zeyfang et al. 2012) lassen sich die kognitiven und motorischen Fähigkeiten in Form eines Performance-Tests leicht und schnell überprüfen. Es zeigte sich, dass die selbständige sichere Durchführung der Insulintherapie hervorragend mit der schnellen Durchführung des Geldzähltestes (< 45 Sekunden) korreliert. Dies ist eine wichtige Information, da es sonst keine einzelnen Testverfahren gibt, welche eine ausreichende Trennschärfe zwischen selbständiger Insulingabe und nötiger Fremdhilfe geben.

Zukünftig könnte möglicherweise auch durch den Einsatz von technischen Hilfsmitteln wie Apps oder intelligenten Blutzucker-Messgeräten oder Insulin-Pens eine Erfassung der tatsächlich durchgeführten Insulintherapie ermöglicht werden. Aus ethischer Sicht ist hier natürlich zu beachten, dass dies nicht in eine Kontrolle umschlagen darf. Auch ist aus ethischer Sicht immer daran zu denken, dass die Autonomie im Selbstmanagement nicht nur von Menschen mit Typ-1-Diabetes im Alter einen sehr hohen Stellenwert hat. Verlust der Autonomie zählt zu den wesentlichen einschneidenden negativen Ereignissen im Alterungsprozess. Eine Umfrage unter Menschen mit Typ-1-Diabetes in Deutschland im Jahr 2018 (Kuhn-Prinz 2018) ergab, dass sich nur weniger als die Hälfte der Betroffenen eine Betreuung im Pflegeheim vorstellen kann. Deutlich wird auch, dass sich die meisten, die jahrzehntelang eine intensivierte Insulinpumpentherapie betrieben haben, keinesfalls eine konventionelle Insulinbehandlung wünschen. Dieses Downgrading der Insulintherapie ist aus logistischen Gründen dennoch manchmal erforderlich, da sich im Bereich der ambulanten, aber auch stationären Pflege nicht immer komplexe Therapieformen beibehalten lassen. Eine Lösung könnte sein, Wohngemeinschaften für alt gewordene Menschen mit Typ-1-Diabetes zu errichten, wie es sich in besagter Umfrage 33 %, also ein Drittel der Teilnehmenden wünschen würden.

Merke

Von den geschätzt 250.000 Menschen mit Typ-1-Diabetes ist ca. ein Drittel älter als 70 Jahre alt.

Literatur

Kalbe E, Kessler J, Calabrese P (2004) DemTect: a new, sensitive cognitive screening test to support the diagnosis of mild cognitive impairment and early dementia. Int J Geriatr Psychiatry. Feb;19(2):136–43.

Kuhn-Prinz A Wohngemeinschaften für Ältere mit T1DM in: Insuliner 2018
Laugesen E, Østergaard JA, Leslie RD et al. (2015) Latent autoimmune diabetes of the adult: current knowledge and uncertainty. Med. 2015;32(7):843–852. doi:10.1111/dme.12700
Livingstone SJ et al. (2015) Estimated Life Expectancy in a Scottish Cohort With Type 1 Diabetes, 2008–2010 JAMA;313(1):37–44. doi:10.1001/jama.2014.16425
Nasreddine ZS, Phillips NA, Bédirian V et al. (2005) The Montreal Cognitive Assessment, MoCA: a brief screening tool for mild cognitive impairment. J Am Geriatr Soc; 53:695–699.
Petrie D et al. (2016) Recent trends in life expectancy for people with type 1 diabetes in Sweden. Diabetologia. Volume 59, Issue 6, pp 1167–1176
Shulman K, Shedletski R, Silver I (1986). The challenge of time: Clock-drawing. and cognitive function in the elderly. Int J Gen Psychiatry; 1:135–140
Zeyfang A, Berndt S, Aurnhammer G et al. (2012) A short easy test can detect ability for autonomous insulin injection by the elderly with diabetes mellitus. J Am Med Dir Assoc. Jan;13(1):81.e15–8

3.4 Sarkopenie und Frailty

Jürgen Bauer

Sarkopenie und Frailty sind zwei geriatrische Syndrome, denen eine große Bedeutung für den Erhalt von Selbständigkeit, sozialer Teilhabe und Lebensqualität im höheren Lebensalter zukommt. In einer Vielzahl von Studien wurde ein deutlicher Zusammenhang zwischen diesen beiden Syndromen und einer Reihe von negativen Gesundheitsereignissen nachgewiesen, u. a. Einschränkungen bei Mobilität und Selbständigkeit, ein erhöhtes Sturz- und Frakturrisiko, vermehrte Krankenhauseinweisungen, eine häufigere Heimunterbringung und eine erhöhte Sterblichkeit (Cruz-Jentoft und Sayer 2019).

Verglichen mit Personen ohne diabetische Erkrankung haben ältere Personen mit Diabetes ein um etwa 70 % erhöhtes Risiko für das Auftreten einer relevanten Mobilitätsstörung sowie ein etwa 65 % erhöhtes Risiko für eine Beeinträchtigung in den Aktivitäten des täglichen Lebens (ADLs)

(Wong at al. 2013). Menschen mit Diabetes stürzen im Alter häufiger und erleiden häufiger Frakturen (DDG 2018). Die Wechselbeziehung von Sarkopenie und Frailty mit einem Diabetes mellitus verdient daher besondere Beachtung. Zudem wird gegenwärtig auch die Bedeutung des Diabetes mellitus in der Pathogenese der Frailty und der Sarkopenie intensiv diskutiert (Sinclair et al. 2018). Beide Syndrome können in gewisser Weise auch als Diabetesfolgen betrachtet werden (ebd.).

Die Relevanz der Sarkopenie- und Frailty-Diagnose liegt darin begründet, dass sie als Ausgangspunkt für die Identifizierung ätiologischer Faktoren eines funktionellen Abbaus im Alter dient und gleichzeitig die Charakterisierung älterer Risikopopulationen erlaubt. Dabei weisen auch mehrere Einzelkriterien für die Diagnose einer Sarkopenie oder Frailty einen hohen prädiktiven Wert hinsichtlich der Entwicklung des funktionellen Status auf, wie zum Beispiel die Handkraft oder die Ganggeschwindigkeit (DDG 2018).

3.4.1 Sarkopenie

Unter Sarkopenie versteht man den altersassoziierten übermäßigen und damit klinisch relevanten Verlust von Muskelmasse, Muskelkraft und Muskelfunktion, wobei letztere anhand komplexer Funktionsparameter wie der Ganggeschwindigkeit oder dem 6-Minuten-Gangtest beurteilt wird (Cruz-Jentoft und Sayer 2019). Bereits ab dem 30. Lebensjahr ist bei beiden Geschlechtern regelhaft ein Umbau der Körperzusammensetzung zu beobachten, der zu einer Abnahme der fettfreien Körpermasse – vor allem der Muskel- und Knochenmasse –, sowie zu einer Zunahme der Fettmasse führt (ebd.). Dieser Umbau beschleunigt sich jenseits des 50. Lebensjahres. Dann nimmt die Muskelmasse jedes Jahr um etwa 1–2 % ab. Gleichzeitig ist eine Abnahme der Muskelkraft zu beobachten, welche die der Muskelmasse sogar übersteigt (ebd.). Der altersbedingte Verlust von Muskelmasse und Muskelkraft verläuft bei vielen Senioren langsam, aber kontinuierlich. Im Kontext von akuten Erkrankungen kann er sich jedoch dramatisch beschleunigen (ebd.).

Bei isolierter Betrachtung des individuellen Körpergewichts respektive des BMI kann der tatsächliche Umbau der Körperzusammensetzung unterschätzt werden, da der Muskelmasseverlust häufig durch die gleichzeitige Zunahme der Fettmasse überdeckt wird. Als besonders bedrohlich wird in diesem Zusammenhang das Vorliegen einer sarkopenen Adipositas (»sarcopenic obesity«) betrachtet, bei der sich eine niedrige Muskelmasse und Muskelkraft (also eine Sarkopenie) mit einer hohen Fettmasse verbindet. Wenngleich für diese Konstellation ein besonders hohes Risiko für das Auftreten einer Behinderung und von Stürzen angenommen wird, besteht gegenwärtig noch ein hoher Forschungsbedarf, um die Pathophysiologie und die Relevanz dieses noch neuen geriatrischen Syndroms besser zu verstehen (Stenholm et al. 2008).

Als stoffwechselaktives Organ und Hauptverwerter von Glukose im Körper spielt die Skelettmuskulatur eine relevante Rolle in der Steuerung des Blutglukosespiegels. Daher fördert ihre Abnahme im Alter eine zunehmende Insulinresistenz (Sinclair et al. 2017) bis hin zur Entwicklung einer diabetischen Stoffwechsellage (DDG 2018). Parallel findet sich eine Umverteilung der Fettdepots hin zu einer vermehrten intrahepatischen, viszeralen und intramuskulären Ablagerung (Al-Sofiani et al. 2019). Es besteht dabei eine Wechselwirkung zu der im Alter häufig zu beobachtenden chronisch-niederschwelligen Entzündung (»low-grade inflammation of aging«). Neben diesen und weiteren Alterungsprozessen, die hormonelle, neurodegenerative, mitochondriale und immunologische Veränderungen einschließen, spielen Lebensstilfaktoren sowie die individuelle Komorbidität eine entscheidende Rolle für die Entstehung einer Sarkopenie (▶ Abb. 3.1) (Cruz-Jentoft und Sayer 2019).

Der bei Typ-2-Diabetikern reduzierten Insulinsekretion und der erhöhten Insulinresistenz wird eine wichtige Rolle bei der Entstehung einer muskelkatabolen Stoffwechselsituation zugeschrieben (Shen et al. 2019, Bahrmann 2018). Zudem wird durch rezidivierende Hyperglykämien die Entstehung von »Advanced glycation end products« (AGEs) gefördert, deren Akkumulation im Muskel dessen Funktion beeinträchtigt. Eine lokal proinflammatorische und oxidative Konstellation sowie die Förderung einer endothelialen Dysfunktion durch die AGEs werden dabei ebenso als Sarkopenie fördernde Faktoren diskutiert, wie eine periphere Neuropathie und eine verminderte Muskelperfusion (Sinclair et al. 2017). Weiterhin können eine verminderte Mobilität bei diabetischer Retinopathie und/oder eine diabetische Polyneuropathie im Rahmen einer zuneh-

3.4 Sarkopenie und Frailty

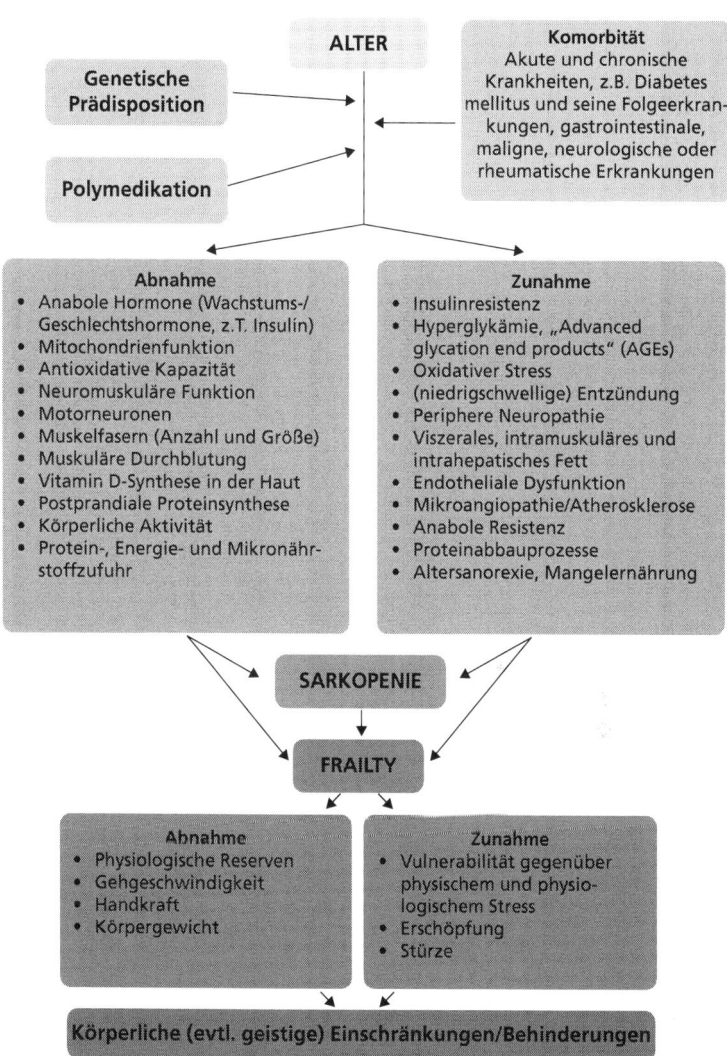

Abb. 3.1: Altersveränderungen und andere Faktoren, die die Entstehung von Sarkopenie und Frailty sowie deren negative Konsequenzen begünstigen (modifiziert nach Cruz-Jentoft und Sayer 2019)

menden Gangunsicherheit und einer sich unter Umständen verstärkenden Sturzangst zur Entstehung einer Sarkopenie beitragen (DDG 2018). Schließlich wird ein nachteiliger Effekt bezüglich einer Sarkopenientstehung für einige häufig verschriebene Diabetes-Medikamente diskutiert (▶ Tab. 3.2).

Tab. 3.2: Direkte Effekte glukose-senkender Medikamente auf das Körpergewicht und die Muskelmasse bei Diabetes mellitus Typ 2

Glukosesenkende Medikation	Körpergewicht	Muskelmasse
Metformin	sinkt	unklar
Sulfonylharnstoffe	steigt/neutral	sinkt
Insulin	steigt	unklar/steigt
Dipeptidylpeptidase 4 (DPP-4)-Inhibitoren (Gliptine)	neutral	unklar
SGLT-2-Hemmer (Gliflozine)	sinkt	unklar
Insulin-Sensitizer (Thiazolidindione, Glitazone)	steigt	unklar
Inkretinmimetika (GLP-1-Rezeptoragonisten)	sinkt	unklar

Die zuvor geschilderten ätiologischen Zusammenhänge illustrieren die Beobachtung, dass in mehreren Arbeiten eine erhöhte Prävalenz der Sarkopenie bei älteren Personen mit Diabetes mellitus Typ 2 gegenüber Nicht-Diabetikern in der gleichen Altersklasse nachzuweisen war (DDG 2018). Ferner fanden sich die höchsten Prävalenzen bei älteren Patienten mit schlecht eingestelltem Diabetes mellitus Typ 2 (ebd.). Zusätzlich wurde bei älteren Personen mit Sarkopenie ein erhöhtes Risiko für das Auftreten eines Diabetes mellitus Typ 2 nachgewiesen.

Aufgrund dieser Beobachtungen wird empfohlen, bei älteren Menschen mit Diabetes ein Sarkopenie-Screening durchzuführen, da diese per se als Risikogruppe für das Vorliegen einer Sarkopenie betrachtet werden müssen. Für ein praxistaugliches Sarkopenie-Screening steht neben der Messung der Handkraft und dem Aufsteh-Test (Chair-Stand-Test) der SARC-

Fragebogen zur Verfügung, der es erlaubt, in wenigen Minuten eine verlässliche Abschätzung bezüglich des Risikos einer Sarkopenie vorzunehmen (ebd.). Für Personen ab 65 Jahren wird ein jährliches sowie zusätzlich ein anlassbezogenes (nach größeren Krankheitsereignissen) Screening empfohlen.

Das Krankheitsbild Sarkopenie kann seit 2016 in Deutschland mit dem ICD-10-GM-Code M62.50 kodiert werden (Internationale statistische Klassifikation der Krankheiten und verwandter Gesundheitsprobleme, 10. Revision, German Modification). Da bislang aber noch kein international akzeptierter Konsens bezüglich der Diagnosekriterien und der zugehörigen Grenzwerte erzielt werden konnte, variieren die bisher ermittelten Prävalenzdaten zum Teil erheblich (Mayhew et al. 2019). So wurden in verschiedenen Studien bei zu Hause lebenden älteren Menschen Prävalenzen zwischen 1–45 % berichtet, sowie Prävalenzen zwischen 10–58 % bei älteren Krankenhauspatienten und zwischen 14–73 % bei Bewohnern von Langzeitpflegeeinrichtungen (Shen et al. 2019).

Tab. 3.3: EWGSOP2-Diagnosekriterien für Sarkopenie

Testverfahren	Cut-off Werte Männer	Cut-off Werte Frauen
Reduzierte Muskelkraft		
Handkraft	< 27 kg	< 16 kg
»Chair stand« Test (Aufstehtest)	> 15 s für 5 × Aufstehen	
Reduzierte Muskelmasse		
Appendikuläre Skelettmuskelmasse (ASM)	< 20 kg	< 15 kg
ASM normiert auf Körpergröße	< 7,0 kg/m²	< 6,0 kg/m²
Reduzierte körperliche Funktionsfähigkeit		
Gehgeschwindigkeit	≤ 0,8 m/s	
Short Physical Performance Battery (SPPB)	≤ 8 Punkte	
Timed-up-and-Go (TuG)	≥ 20 s	
400 m-Gehtest	≥ 6 min oder Testabbruch	

Um die Diagnose einer Sarkopenie in Klinik und Praxis zu erleichtern, wurde mit der aktualisierten Version der EWGSOP (European Working Group on Sarcopenia in Older People)-Definition ein Vorschlag zur Vereinheitlichung der Diagnosekriterien und der entsprechenden Grenzwerte gemacht (▶ Tab. 3.3) und ein Diagnose-Algorithmus vorgeschlagen (▶ Abb. 3.2). Bei einem positiven Screeningergebnis wird die Beurteilung der Muskelkraft mittels Handkraft oder Aufstehtest (»chair stand«) der Messung der Muskelmasse vorangestellt. Bei Bestätigung der Verdachtsdiagnose anhand eines dieser beiden Tests wird eine ursachenorientierte Therapie empfohlen (▶ Abb. 3.2). Die Bestimmung der Muskelmasse kann zur Bestätigung der Sarkopenie-Diagnose durchgeführt werden, wird gegenwärtig jedoch nicht mehr als obligat angesehen. Dieser Umstand ist die Folge der gegenwärtig unzureichenden Methodik zur präzisen Bestimmung der Muskelmasse unter klinischen Bedingungen (Goisser et al. 2019). Für die Bestimmung der Muskelmasse wird neben den zuverlässigen, aber selten verfügbaren Goldstandardmethoden Computertomografie (CT) und Magnetresonanztomografie (MRT) für die Praxis die Dualröntgenabsorptiometrie (DXA) empfohlen. Als Alternative kann die – allerdings weitaus ungenauere und zunehmend umstrittene – Bioimpedanzanalyse (BIA) herangezogen werden.

3.4.2 Frailty

Frailty begreift man als ein dynamisches multidimensionales geriatrisches Syndrom, welches durch verminderte funktionelle Reserven, eine reduzierte Widerstandskraft gegenüber Stressoren und erhöhte Vulnerabilität für negative gesundheitliche Ereignisse gekennzeichnet ist (DDG 2018). Frailty ist nicht mit Vorliegen einer Behinderung gleichzusetzen. Es handelt sich vielmehr um die Prädisposition für die Entwicklung einer solchen. Der Begriff »Frailty« wird manchmal auch mit dem deutschen Wort »Gebrechlichkeit« übersetzt. Dieser deutsche Terminus gibt jedoch nicht die international mit einer Frailty verbundene wissenschaftliche Begrifflichkeit wieder. Unter Prä-Frailty versteht man ein frühes Stadium der Frailty oder auch deren Vorstadium (ebd.).

3.4 Sarkopenie und Frailty

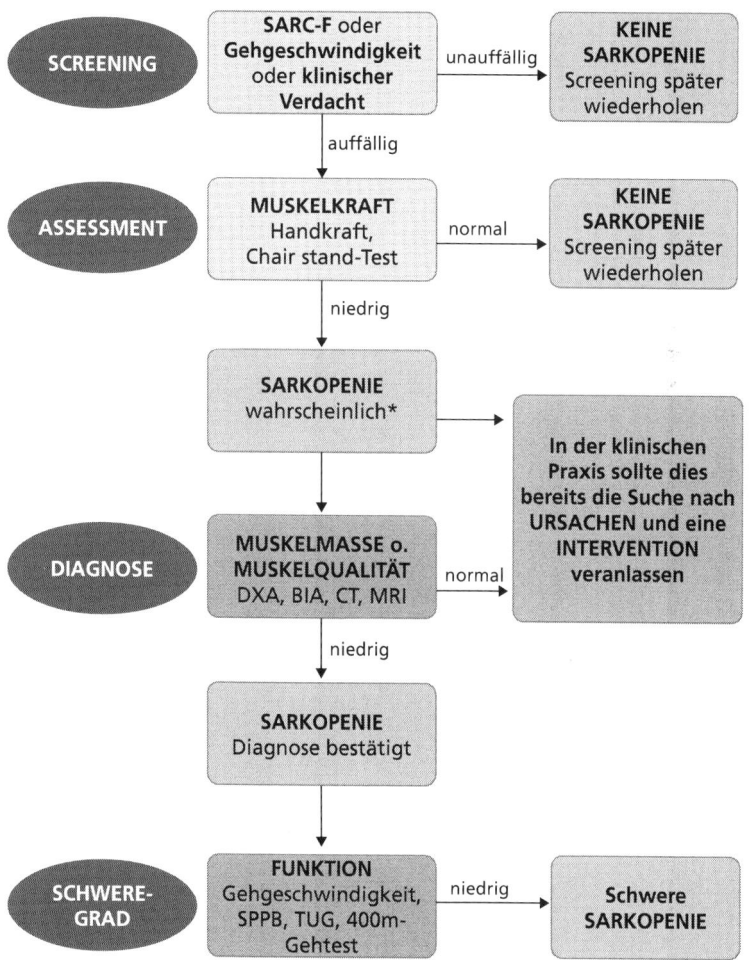

Abb. 3.2: Diagnose der Sarkopenie (nach Schaap et al. 2018)

Frailty wird gegenwärtig überwiegend anhand der fünf Kriterien nach Fried diagnostiziert, welche einen physischen Phänotyp beschreiben (▶ Tab. 3.4) (Fried et al. 2001). Hier besteht aufgrund der Diagnosekriterien eine signifikante Überlappung mit der Sarkopenie. Nach Ansicht zahlreicher Experten stellt die Sarkopenie eine wesentliche Ursache für die Entstehung einer Frailty dar.

Tab. 3.4: Frailty-Kriterien nach Fried (Fried et al. 2001)

Parameter	Cut-off Werte
Ungewollter Gewichtsverlust	> 4,5 kg im letzten Jahr
Subjektive Erschöpfung	Subjektives Empfinden
Körperliche Schwäche	Handkraftmessung: niedrigste 20 %*
Langsame Gehgeschwindigkeit	5 m Gehstrecke: langsamste 20 %*
Geringe körperliche Aktivität	Energieverbrauch kcal/Woche: niedrigste 20 %*
Fit/robust	*wenn keines der o.g. Kriterien zutrifft*
Intermediäre/Prä-Frailty	*wenn 1 oder 2 der o.g. Kriterien zutreffen*
Frailty	*wenn mindestens 3 der o.g. Kriterien zutreffen*

* im Vergleich zu Population mit identischen Alterskriterien

Folgt man jedoch dem Konzept anderer Autoren und hier insbesondere dem Defizitmodell nach Rockwood, so geht eine große Zahl von Funktionsbeeinträchtigungen und Komorbiditäten in die Diagnose einer Frailty ein (Rockwood und Mitnitski 2007). Noch umfassendere Frailty-Konzepte beziehen zusätzlich auch soziologische und psychologische Kriterien ein. Die Widersprüche zwischen den verschiedenen Frailtykonzepten konnten bislang nicht aufgelöst werden.

Entsprechend den unterschiedlichen Frailty-Konzepten respektive Frailty-Diagnosekriterien variieren die Prävalenzzahlen. Laut eines systematischen Reviews sind zwischen 14–24 % der älteren Bevölkerung von Frailty betroffen und die Prävalenz steigt mit dem Alter auf bis zu 40 % bei den über 80-Jährigen an (Collard et al. 2012). Bei Pflegeheimbewohnern werden rund 50 % als »frail« diagnostiziert und etwa 40 % als »pre-frail« (Kojima 2015).

Die Ätiologie der Frailty ist komplex. Frailty entwickelt sich im Allgemeinen langsam und tritt häufig ohne klaren Bezug zu einer vorausgehenden Erkrankung auf (Rockwood und Mitnitski 2007). Alterungsprozesse verbinden sich dabei mit Lebensstilfaktoren und individuellen Komorbiditäten. Zudem scheint dem Vorliegen einer Polypharmazie zusätzliche Bedeutung zuzukommen

Ein Diabetes mellitus kann einerseits auf dem Boden einer Sarkopenie zur Entstehung einer Frailty beitragen (Sinclair et al. 2017). Darüber hinaus begünstigt die metabolische Dysregulation, die eine diabetische Erkrankung für den Gesamtorganismus bedeuten kann, die Entwicklung und Verschlechterung einer Frailty (ebd.). So findet sich bei älteren Menschen mit Diabetes eine erhöhte Frailty-Prävalenz. Diese lag zwischen 32–48 % bei den über 65-jährigen Menschen mit Diabetes, während sie in den jeweiligen Vergleichspopulationen zwischen 8–42 % lag (Al-Sofiani et al. 2019). Zudem sind die Risiken für eine Hospitalisierung, für das Auftreten einer Behinderung sowie die Mortalität bei älteren Menschen mit Diabetes und Frailty gegenüber denen ohne Frailty erhöht (DDG 2018).

Im Kontext der hausärztlichen Versorgung empfiehlt sich für das Frailty-Screening der Einsatz von validierten Tests, die einfach, schnell und ohne die Verwendung von Messintrumenten durch das ärztliche Hilfspersonal und im Rahmen eines Selbst-Assessment einzusetzen sind. Beispielhaft sei hier auf die FRAIL-Scale (▶ Tab. 3.5) und die CSHA Klinische Frailty-Skala verwiesen, für die auch jeweils eine deutsche Übersetzung vorliegt.

Tab. 3.5: FRAIL-Scale

Domäne	Fragestellung
Fatigue (Müdigkeit)	Fühlen Sie sich meistens müde? [JA = 1 P.]
Resistance (Muskelkraft)	Können Sie ein Stockwerk Treppen steigen? [NEIN = 1 P.]
Ambulation (Gehfähigkeit)	Können Sie 100 Meter gehen? [NEIN = 1 P.]

Tab. 3.5: FRAIL-Scale – Fortsetzung

Domäne	Fragestellung
Illness (Krankheiten)	Leiden Sie an mehr als fünf Erkrankungen? [JA = 1 P.]
Loss of Weight (Gewichtsverlust)	Haben Sie in den letzten sechs Monaten ungewollt mehr als 5 kg an Gewicht verloren? [JA = 1 P.]
Fit/robust	*wenn 0 Punkte erreicht werden*
Intermediäre/Prä-Frailty	*wenn 1 oder 2 Punkte erreicht werden*
Frailty	*wenn mindestens 3 Punkte erreicht werden*

Das Vorliegen einer Frailty signalisiert einen per se fragilen Zustand, welcher sich jederzeit hinsichtlich der individuellen Selbstversorgungskapazität einschließlich des kognitiven Status verschlechtern kann. Es ist daher eine grundsätzliche Empfehlung, zusätzlich auch diesen bei älteren Diabetikern regelmäßig zu evaluieren. Die diesbezüglichen Intervalle sollten einen Zeitraum von sechs Monaten nicht überschreiten. Ferner sollte jeder Hinweis auf eine Verschlechterung der funktionellen Situation gleichfalls zu einer erneuten Beurteilung derselben führen. Beispielhaft seien als Trigger-Ereignisse ein Krankenhausaufenthalt oder das Auftreten rezidivierender Stürze genannt.

Bei positivem Screening sollte der Patient einem ausführlichen geriatrischen Assessment zugeführt werden, um Ansatzpunkte für die Behandlung der Frailty im individuellen Fall zu identifizieren.

3.4.3 Therapie des Diabetes mellitus bei Frailty und Sarkopenie

Die Ziele einer Diabetes-Therapie sollten sich bei Patienten mit Frailty und Sarkopenie immer an deren funktionellen Status orientieren. Bei dieser extrem vulnerablen Population ist in besonderer Weise darauf zu achten, dass das Risiko für Hypoglykämien minimiert und den Betroffenen im Kontext der Diabetestherapie keine Verringerung ihrer Lebensqualität zugemutet wird. Die im Allgemeinen in der Geriatrie angewandte Maxime »Start low and go slow« (Starte mit einer niedrigen Dosis und steigere diese nur langsam) gilt in besonderer Weise für Diabetes-Typ-2-Patienten bei gleichzeitigem Vorliegen einer Frailty oder einer Sarkopenie. Das Behandlungsziel ist an die individuellen Komorbiditäten und den funktionellen Status der Patienten anzupassen. So werden für Personen mit leichter bis mäßiger Frailty HbA1c-Werte zwischen 7–8 % (53–64 mmol/mol) empfohlen. Bei Personen mit fortgeschrittener Frailty werden HbA1c-Werte zwischen 7,5–8,5 % (58,5–69,5 mmol/mol) als ausreichend betrachtet (DDG 2018).

Unter den oralen Antidiabetika wird bei Frailty aufgrund seines geringen Hypoglykämierisikos insbesondere Metformin als Einstiegsmedikation der Wahl angesehen. Allerdings ist sorgfältig auf das Auftreten möglicher gastrointestinaler Nebenwirkungen zu achten. Letztere können eine Gewichtsabnahme begünstigen (▶ Tab. 3.2), welche in dieser Personengruppe unbedingt vermieden werden sollte, da sie immer auch mit einer Abnahme der Muskelmasse verbunden ist. Auch werden für einige andere häufig verschriebene Diabetes-Medikamente potenziell nachteilige Effekt auf die Muskelmasse diskutiert (▶ Tab. 3.2). So ist aufgrund der beträchtlichen Hypoglykämiegefahr sowie eines möglichen Abbaus der Muskelmasse von der Verordnung von Sulfonylharnstoffen abzuraten. DPP-4-Inhibitoren können zur Senkung postprandialer Glukose-Spitzen sowie in Kombination mit der Gabe eines Basalinsulins für die Therapie in dieser Patientengruppe erwogen werden.

Vor Beginn einer Insulintherapie sind die individuellen (fein-)motorischen und kognitiven Fähigkeiten des Patienten zu überprüfen. Die Einmalgabe eines Basalinsulins in Kombination mit oralen Antidiabetika stellt das bevorzugte Vorgehen dar. Auf komplexe Verordnungsschemata von Insulin ist in dieser Population nach Möglichkeit zu verzichten. Die betreuenden Angehörigen sollten in die Diabetestherapien einbezogen und ihnen sollten entsprechende Schulungen angeboten werden.

3.4.4 Sarkopenie, Frailty und körperliches Training

Trotz der Heterogenität der verwendeten Frailty- und Sarkopenie-Definitionen lässt sich feststellen, dass unter allen bisher untersuchten Interventionen der beste Wirksamkeitsnachweis für das körperliche Training vorliegt (Giosser et al. 2019). Mehr-Komponenten-Interventionsprogramme, die eine körperliche Trainingskomponente beinhalteten, waren denjenigen ohne eine solche überlegen (Dedeyne et al. 2017). Individuell angepasste Trainingsinterventionen stellen daher das Kernelement jeder Sarkopenie- und Frailtybehandlung dar. Auch für ältere Diabetes-Patienten mit Sarkopenie und Frailty empfiehlt sich eine Kombination aus Kraft-, Ausdauer- und Balancetraining, wie sie generell für ältere Erwachsene als sinnvoll erachtet wird (DDG 2018, Goisser et al. 2019). Für das Krafttraining konnte dabei gezeigt werden, dass diese in besonderem Maße bei Patienten mit Diabetes zu einer verminderten Produktion von Zytokinen sowie zu einer verbesserten Durchblutung und Nährstoffversorgung des Muskels führt (DDG 2018). Das Training sollte gemäß den individuellen Möglichkeiten zwei- bis dreimalige Trainingssitzungen pro Woche mit einer Dauer von mindestens 30–90 Minuten einschließen. Es empfiehlt sich ein Beginn mit einer moderaten Belastung aber sukzessiver Steigerung der Wiederholungen sowie der verwendeten Gewichte (Goisser et al. 2019). Nahezu jeder ältere Mensch ist trainierbar und auch bei Personen, die bislang nicht körperlich aktiv waren, sind gute Trainingseffekte zu erzielen. In diesem Zusammenhang erscheint es jedoch wesentlich, dass das Training für ältere Patienten mit Sarkopenie und Frailty durch geschultes Personal betreut wird, das über spezielle Erfahrungen zu älteren Patienten verfügt.

Aus wissenschaftlicher Sicht gilt es in den nächsten Jahren die Trainingsmodelle zu identifizieren, die es gestatten, mit einem vertretbaren logistischen Aufwand die bestmöglichen Effekte zu generieren. Dies gilt in besonderem Maß auch im Kontext der Prävention von Frailty und Sarkopenie. Die Steigerung der körperlichen Aktivität fördert den Knochen- und Muskelerhalt und hat zudem einen positiven Einfluss auf das subjektive Wohlbefinden und die Verlangsamung eines kognitiven Abbaus (Bahrmann 2018).

Sarkopenie, Frailty und Ernährung

Das Vorliegen einer Mangelernährung wird als ein wesentlicher Schrittmacher in der Entstehung von Sarkopenie betrachtet. Bei zunehmender Sarkopenie und Frailty wird ein Teufelskreis in Gang gesetzt, der über Schwierigkeiten beim Einkauf, bei der Mahlzeitenzubereitung und der Nahrungsaufnahme eine ausreichende Versorgung mit Nährstoffen erschwert und so das Risiko für eine Mangelernährung weiter erhöht. Der Bewegungsapparat benötigt zur Aufrechterhaltung seiner Funktionen neben einer ausreichenden Energieversorgung eine Vielzahl weiterer Nährstoffe. In diesem Kontext kommt einer ausreichenden Zufuhr an Proteinen eine besondere Bedeutung zu. Es ist daher naheliegend, diesen beiden Komponenten auch in der Therapie dieser beiden geriatrischen Syndrome besondere Beachtung zu schenken.

Je nach Aktivitätsniveau liegt der Energiebedarf älterer Erwachsener zwischen 25–35 kcal pro Kilogramm Körpergewicht pro Tag. Für ältere untergewichtige Personen werden Energiemengen von min. 35 kcal/kg Körpergewicht/Tag vorgeschlagen, um die verlorengegangenen Reserven wieder aufzubauen. Dabei ist jedoch zu beachten, dass der individuelle Energiebedarf erheblich von der vorgeschlagenen Berechnung abweichen kann. Um dies festzustellen, empfiehlt sich eine regelmäßige Gewichtskontrolle. Diese sollte bei von Sarkopenie und Frailty Betroffenen zumindest einmal monatlich erfolgen. Eine zuverlässige Beurteilung der Gewichtsentwicklung erfordert bei Senioren oft die Einbeziehung von Bezugspersonen. Schon eine Gewichtsabnahme von mehr als ca. 1 kg pro Jahr sollte systematisch hinterfragt werden und eine Abklärung ist indiziert, denn der damit einhergehende Gewichtsverlust führt bei älteren Personen bevorzugt zu einem Abbau der Muskelmasse. Darüber hinaus ist es für ältere Personen selbst nach einem teilweisen oder vollständigen Ausgleich des Gewichtsverlusts sehr schwierig bis unmöglich, das Ausgangsniveau der Muskelmasse wieder zu erreichen.

Bei der täglichen Nahrungszufuhr ist zu beachten, dass längere Fastenphasen vermieden werden. So ist es als sehr ungünstig anzusehen, wenn Heimbewohner das Abendessen schon gegen 17:30 Uhr erhalten und das Frühstück am Folgetag für erst 8:30 Uhr vorgesehen ist. Auf diese Weise ergibt sich eine tägliche Fastenphase von etwa 14 Stunden, welche eine katabolische Stoffwechsellage in dieser Personengruppe begünstigt. Diese ungünstige Konstellation kann mit der Verabreichung einer Zwischenmahlzeit gegen 21 Uhr jedoch ohne größeren logistischen Aufwand durchbrochen werden. Energiereiche Nahrungssupplemente sollten in der Regel nur in besonderen Fällen und dann temporär zum Einsatz kommen, da deren längerfristige Akzeptanz sehr eingeschränkt ist. Hochwertige natürliche Nahrungsmittel mit einem optimalen Verhältnis der relevanten Makro- und Mikronährstoffe sind auf jeden Fall zu bevorzugen (Goisser et al. 2019).

Weltweit wird gegenwärtig von den meisten Alters- und Ernährungsexperten für ältere Menschen eine gegenüber jüngeren Erwachsenen erhöhte Proteinzufuhr empfohlen. Während die Deutsche Gesellschaft für Ernährung (DGE) eine tägliche Zufuhr von 1,0 g Protein pro Kilogramm Körpergewicht für gesunde Senioren empfiehlt, erscheint für Personen mit Frailty und Sarkopenie ein Zielwert von mindestens 1,2 g Protein pro Kilogramm Körpergewicht angeraten.

Die im Vergleich zu jüngeren Patienten erhöhte Proteinzufuhr liegt in dem Umstand begründet, dass im Alter eine höhere Menge Protein notwendig ist, um postprandial einen optimalen Effekt auf die Muskelproteinsynthese zu erreichen und so dem Muskelabbau entgegenwirken zu können. Man spricht hier von der »anabolen Resistenz« des höheren Lebensalters. Es spielt in diesem Zusammenhang keine Rolle, ob der individuelle Bedarf aus tierischem oder aus pflanzlichem Protein gedeckt wird, solange es sich jedoch um hochwertiges Protein handelt. Einer ausreichenden Proteinzufuhr zu allen Hauptmahlzeiten kommt hier besondere Bedeutung zu, da anderenfalls der diesbezügliche Bedarf in aller Regel nicht gedeckt wird. Einen wichtigen Ansatz stellt dabei auch die Verabreichung von Zwischenmahlzeiten dar. Bei Personen mit nicht Dialyse pflichtigen fortgeschrittenen Nierenfunktionsstörungen (GFR < 30 ml/min) sollte die Proteinzufuhr auf 0,8 g/kg Körpergewicht beschränkt werden. Hier sollte zudem eine Ernährungsfachkraft hinzugezogen werden.

Im Kontext der Regeneration nach Akuterkrankungen, zum Beispiel einer Hüftgelenksfraktur, kann die Verabreichung eines eiweißreichen Trinksupplements für einen beschränkten Zeitraum sinnvoll sein. Aufgrund der vorliegenden wissenschaftlichen Arbeiten kann ein Leucin-reiches Produkt empfohlen werden, da dieser Aminosäure eine Art »Katalysator«-Funktion für die Muskelproteinsynthese zugeschrieben wird. Die Leucingabe sollte jedoch nie isoliert, sondern immer zusammen mit anderen Aminosäuren erfolgen (Goisser et al. 2019). Die Einnahme von Trinknahrung sollte immer zwischen den Hauptmahlzeiten und nicht zu oder gar statt derselben erfolgen. Hochkalorische Produkte mit einem Energiegehalt von bis zu 2,0 kcal/ml scheinen hinsichtlich der zu erzielenden Compliance von Vorteil zu sein. Da die Akzeptanz von Trinknahrung im individuellen Fall unzureichend sein kann, empfiehlt es sich, Patienten und Angehörige im Gespräch von der Sinnhaftigkeit derselben zu überzeugen und eine zeitliche Befristung der Verabreichung auf 4–8 Wochen vorzusehen. Vielfalt und Abwechslung im Angebot (verschiedene Geschmacksrichtungen, Temperaturen, Konsistenzen) können helfen, die gewünschte Zufuhrsteigerung zu erreichen.

Sowohl eine proteinreiche Ernährung als auch körperliche Aktivität stimulieren beide die Muskelproteinsynthese. Die Hypothese einer synergistischen Wirkung dieser beiden Ansätze ist daher naheliegend. Bei kritischer Bewertung der vorliegenden Evidenz wurde ein Zusatznutzen einer hohen Proteinzufuhr zum körperlichen Training hinsichtlich Kraft und Funktionalität allerdings bislang nicht bewiesen. Dennoch erscheint es für Patienten mit Sarkopenie und Frailty angezeigt, dass sie während der Teilnahme an einem Trainingsprogramm auch auf eine optimierte Proteinzufuhr achten. Eine enge zeitliche Koppelung der Proteinaufnahme an die Übungseinheiten ist jedoch nicht erforderlich (Goisser et al. 2019).

3.4.5 Fazit

- Frailty und Sarkopenie sind geriatrische Syndrome, die eine hohe Prävalenz in der älteren Bevölkerung aufweisen.
- Die Diagnose einer Frailty dient vor allem dazu, die Heterogenität der älteren Bevölkerung bezüglich Funktionalität und Prognose zu beschreiben.
- Das Vorliegen eines Typ-2-Diabetes begünstigt das Auftreten beider geriatrischer Syndrome.

- Ein Sarkopenie- und Frailty-Screening sollte bei älteren Menschen mit Diabetes erfolgen, um den besonderen Erfordernissen dieser durch negative Gesundheitsereignisse besonders gefährdeten Patientengruppe besser gerecht zu werden.
- Ein praxistaugliches Sarkopenie- und Frailty-Screening kann durch die Verwendung von Fragebögen erfolgen.
- Eine optimierte Ernährung sowie adaptierte Trainingsprogramme stellen die Basis der Therapie von Sarkopenie und Frailty dar.

Literatur

Al-Sofiani ME, Ganji SS, Kalyani RR (2019) Body composition changes in diabetes and aging. J Diabetes Complications;33(6):451–9.

Bahrmann A (2018) Betreuungsmanagement geriatrischer Patienten mit Diabetes mellitus. Der Diabetologe;14(5):351–62.

Collard RM, Boter H, Schoevers RA et al. (2012) Prevalence of frailty in community-dwelling older persons: a systematic review. J Am Geriatr Soc;60(8):1487–92.

Cruz-Jentoft AJ, Sayer AA (2019) Sarcopenia. The Lancet;393(10191):2636–46.

DDG (DDG) (2018) S2k-Leitlinie Diagnostik, Therapie und Verlaufskontrolle des Diabetes mellitus im Alter. Contract No.: AWMF-Registernummer: 057-017.

Dedeyne L, Deschodt M, Verschueren S et al. (2017) Effects of multi-domain interventions in (pre)frail elderly on frailty, functional, and cognitive status: a systematic review. Clin Interv Aging;12:873–96.

Fried LP, Tangen CM, Walston J et al. (2001) Frailty in older adults: evidence for a phenotype. J Gerontol A Biol Sci Med Sci;56(3):M146–56.

Goisser S, Kob R, Sieber CC, Bauer JM (2019) Diagnosis and therapy of sarcopenia – an update. Internist (Berl);60(2):141–8.

Kojima G (2015) Prevalence of Frailty in Nursing Homes: A Systematic Review and Meta-Analysis. J Am Med Dir Assoc;16(11):940–5.

Mayhew AJ, Amog K, Phillips S et al (2019) The prevalence of sarcopenia in community-dwelling older adults, an exploration of differences between studies and within definitions: a systematic review and meta-analyses. Age and ageing;48(1):48–56.

Rockwood K, Mitnitski A (2007) Frailty in relation to the accumulation of deficits. J Gerontol A Biol Sci Med Sci;62(7):722–7.

Schaap LA, van Schoor NM, Lips P (2018) Associations of Sarcopenia Definitions, and their Components, With the Incidence of Recurrent Falling and Fractures: The Longitudinal Aging Study Amsterdam. J Gerontol A Biol Sci Med Sci;73(9):1199–204.

Shen Y, Chen J, Chen X et al. (2019) Prevalence and Associated Factors of Sarcopenia in Nursing Home Residents: A Systematic Review and Meta-analysis. J Am Med Dir Assoc;20(1):5–13.

Sinclair AJ, Abdelhafiz A, Dunning T et al. (2018) An International Position Statement on the Management of Frailty in Diabetes Mellitus: Summary of Recommendations. J Frailty Aging;7(1):10–20.

Sinclair AJ, Abdelhafiz AH, Rodriguez-Manas L (2017) Frailty and sarcopenia – newly emerging and high impact complications of diabetes. J Diabetes Complications;31(9):1465–73.

Stenholm S, Harris TB, Rantanen T (2008) Sarcopenic obesity: definition, cause and consequences. Current opinion in clinical nutrition and metabolic care;11(6):693–700.

Wong E, Backholer K, Gearon E et al. (2013) Diabetes and risk of physical disability in adults: a systematic review and meta-analysis. The Lancet Diabetes & Endocrinology;1(2):106–14.

3.5 Depressionen bei Diabetes

Michael Krichbaum

Depressionen gehören neben Angststörungen und kognitiven Einschränkungen zu den häufigsten psychischen Störungen im Alter. Komorbide Depressionen sind auch bei älteren Menschen mit einer erhöhten Morbidität und Mortalität verbunden und gehen mit einer Einschränkung des Funktionsniveaus im Alltagsleben einher. Daher sollten Depressionen frühzeitig erkannt und adäquat behandelt werden. Dies ist auch in Hinblick auf das erhöhte Suizidrisiko älterer Menschen geboten.

3.5.1 Epidemiologie

Psychische Störungen treten im Alter relativ häufig auf: In der European MentDis_65+ Study wies ca. jeder vierte ältere Mensch eine akute psychische Störung auf, wobei Depressionen neben Angststörungen zu den häufigsten psychischen Störungen im Alter zählen (Andreas et al. 2017).

Allerdings nimmt das Risiko für Depressionen mit zunehmendem Alter ab. In der bevölkerungsrepräsentativen Studie zur Gesundheit Erwachsener in Deutschland (DEGS1) wiesen 7,9 % der 60–69-Jährigen und 4,5 % der 70–79-Jährigen eine Depression auf, die Lebenszeitprävalenz lag bei 17,3 % bzw. 11,2 %. Dabei haben Frauen auch im Alter ein doppelt so hohes Depressionsrisiko wie Männer (Busch et al. 2013).

Bei Menschen mit Diabetes treten depressive Störungen mehr als doppelt so häufig auf wie bei Personen ohne Diabeteserkrankung, wobei die Prävalenz mit zunehmender Diabetesdauer und zunehmendem Alter ansteigt, während der üblicherweise vorzufindende Geschlechtsunterschied sich mit zunehmendem Alter immer weiter nivelliert. Dieser Befund ist auch bei älteren Personen mit Diabetes festzustellen. In einer deutschen Längsschnittstudie wiesen 30 % der Menschen mit Typ-2-Diabetes im Alter von über 65 Jahren zehn Jahre nach der Diabetesdiagnose eine erhöhte Depressivität auf (Jacob und Kostev 2016).

3.5.2 Wechselwirkung zwischen Diabetes und Depression

Beispiel

Frau M. (81 Jahre) hat seit 28 Jahren Typ-2-Diabetes. Es fällt ihr nicht leicht, den Diabetes in ihr Leben zu integrieren, und sie empfindet die Therapie und das Diabetesmanagement als sehr belastend. Bei einem Körpergewicht, das zwischen 110 und 120 kg schwankt, fällt es ihr schwer, die vom Arzt empfohlene Lebensstiländerung und Gewichtabnahme umzusetzen. Nach der Umstellung auf Insulin vor sieben Jahren erkrankte sie erstmals an einer »mittelgradigen depressiven Episode« (F32.2), in deren Folge sie ihre Diabetestherapie sehr vernachlässigte. Aufgrund der massiven Insulinresistenz erlebt sie den Diabetes als schwer kontrollierbar. Vor drei Monaten hat sie erfahren, dass erste Folgeerkrankungen an den Augen, der Niere und an den Beinen bestehen. Aktuell leidet sie an einer »rezidivierenden mittelgradigen depressiven Episode« (F33.1). Schmerzen an den Beinen und Einschränkungen der Lebensqualität aufgrund des Diabetesmanagements und der Angst vor Hypoglykämien sind verstärkende Bedingungen ihrer Depression.

Auch im höheren Alter sind Depressionen ein unabhängiger Risikofaktor für die Entstehung eines Typ-2-Diabetes, insbesondere wenn gleichzeitig kardiovaskuläre Risikofaktoren vorliegen. Auf der anderen Seite erhöht sich das Risiko, nach der Diabetesdiagnose an einer Depression zu erkranken, auch im Alter.

Depressionen im Alter gehen bei Menschen mit Diabetes mit einer reduzierten Lebensqualität und funktionellen Einschränkungen im Alltag einher. Ältere Menschen reduzieren häufig ihre Alltagsaktivitäten, was mit zur Aufrechterhaltung der Depression beiträgt. Dies führt zu einem reduzierten Selbstbehandlungsverhalten, körperlicher Inaktivität, falscher oder mangelnder Medikamenteneinnahme, und letztendlich zu einer schlechteren glykämischen Kontrolle und einer Zunahme von Folgekomplikationen (Kulzer et al. 2013).

Die Wichtigkeit einer konsequenten Diagnostik und Behandlung von Depressionen bei älteren Menschen mit Diabetes ergibt sich auch aus dem erhöhten Morbiditäts- und Mortalitätsrisiko, welches bei Vorliegen von Depressionen und funktionellen Beeinträchtigungen um das Dreifache erhöht ist. Neben funktionellen Beeinträchtigungen spielt hier auch die Diabetesdauer eine wesentliche Rolle. Weiterhin verdoppelt sich bei Menschen mit Diabetes und komorbider Depression das Demenzrisiko.

Merke

Depressionen sind bei älteren Menschen mit Diabetes ein unabhängiger Risikofaktor für eine erhöhte Morbidität und Mortalität, wobei das Risiko bei Männern deutlich höher ist als bei Frauen.

Suizidalität

> **Beispiel**
>
> Herr A. klagt bei seinem letzten Hausarztbesuch über Schlafstörungen, innere Unruhe und Konzentrations- und Gedächtnisprobleme. Er fühlt sich seit dem Wegzug seiner Tochter und der Enkel antriebslos. Auch die Therapie des Diabetes vernachlässigt er, indem er sein Insulin nicht regelmäßig spritzt und nur selten seinen Blutzucker misst. Der Hausarzt diagnostiziert eine leichte depressive Episode und erklärt dem Patienten das Krankheitsbild der Depression sowie mögliche Behandlungsoptionen. Drei Wochen später erfährt der Hausarzt, dass Herr A. wegen eines Suizidversuchs in die Psychiatrie eingewiesen wurde. Er hatte sich die gesamte Insulinmenge seines Insulinpens auf einmal gespritzt.

Depressionen sind der häufigste Grund für Suizide und sollten daher ernst genommen werden. Das Suizidrisiko steigt mit dem Alter. Bei den über 65-Jährigen ist die Suizidrate dreifach erhöht und ab dem 70. Lebensjahr steigt die Suizidrate besonders bei Männern deutlich. Auch Menschen mit Diabetes weisen gegenüber der Allgemeinbevölkerung ein erhöhtes Suizidrisiko auf, dies gilt besonders auch für ältere Menschen. Hierbei sind die sogenannten »verdeckten« oder »stillen« Suizide, z. B. durch Verweigerung von Nahrung, Getränken oder Medikamenten, noch gar nicht mit eingerechnet. Das Auftreten von Suizidalität stellt eine ernstzunehmende Komplikaiton ihm Rahmen einer Depressionsbehandlung dar, die (soweit noch nicht geschehen) Anlass für eine fachärztlich psychiatrische Mitbehandlung geben sollte.

3.5.3 Screening und Diagnostik

Das klinische Bild einer Depression ist gekennzeichnet durch die Leitsymptome gedrückte Stimmung, Antriebsminderung, Freudlosigkeit und Interessenverlust. Bei alten und hochbetagten Menschen stehen jedoch häufig nicht die gedrückte Stimmung und die Antriebsminderung im Mittelpunkt der depressiven Symptomatik, sondern alterstypische Veränderungen kognitiver und physischer Funktionen sowie somatische Erkrankungen, welche eine depressive Symptomatik maskieren (atypische Erscheinungsbilder) (Ellison et al. 2012). Auch somatische Symptome einer Depression, wie Appetitverlust, Gewichtsverlust oder Schlafstörungen, treten bei älteren Menschen gehäuft auf und erschweren das Erkennen einer Depression, ebenso wie kognitive Veränderungen im Rahmen einer demenziellen Erkrankung.

Depressionen bei älteren und jüngeren Erwachsenen unterscheiden sich hinsichtlich der berichteten Symptomatik (Hegeman et al. 2012): Schuldgefühle und ein Verlust sexuellen Interesses treten eher bei jüngeren Erwachsenen auf. Bei älteren Erwachsenen überwiegen innere Unruhe (Agitation), Hypochondrie, sowie somatische und gastrointestinale Symptome.

Merke

Bei alten und hochbetagten Menschen stehen häufig alterstypische Veränderung sowie somatische Symptome im Mittelpunkt einer depressiven Symptomatik und erschweren somit das Erkennen und die Diagnose einer Depression.

Ältere Patienten mit depressiven Erkrankungen suchen zwar häufiger den Hausarzt auf und weisen längere Verweildauern im Krankenhaus auf, trotzdem bleiben affektive Erkrankungen oft unerkannt und somit unbehandelt. Daher kommt dem somatisch behandelten Arzt für die Diagnose einer Depression bei alten und hochbetagten Menschen eine Schlüsselrolle zu. Das zentrale Instrument zur Früherkennung einer depressiven Störung ist das diagnostische Gespräch. Es empfiehlt sich, konkret nach den depressiven Leitsymptomen der gedrückten Stimmung und des Interessenverlustes zu fragen:

- Haben Sie sich im letzten Monat häufig niedergeschlagen, traurig bedrückt oder hoffnungslos gefühlt?
- Hatten Sie im letzten Monat deutlich weniger Lust und Freude an Dingen, die Sie sonst gerne tun?

Werden beide Fragen mit »Ja« beantwortet, ist die Erfassung der Haupt- und Nebensymptome der Depression notwendig, da nur dadurch eine adäquate Diagnosestellung möglich ist.

Viele der üblicherweise zum Depressionsscreening eingesetzten Depressionsskalen haben sich bei älteren Patienten nicht bewährt, insbesondere bei Vorliegen kognitiver und funktioneller Beeinträchtigung und Multimorbidität. Empfehlenswert ist der Einsatz der »Geriatrischen Depressionsskala (GDS)« (Hautzinger 2000) oder die »Depression im Alter«-Skala (Heidenblut und Zank 2010). Die »Cornell Skala für Depression bei Demenz« eignet sich auch für den Einsatz bei altersdementen Personen (Kørner et al. 2006).

Geriatrische Depressionsskala (GDS) – Kurzform (aus: Hautzinger 2000)

1. Sind Sie im Wesentlichen mit Ihrem Leben zufrieden?
   ja / **nein**
2. Haben Sie viele Ihrer Interessen und Aktivitäten aufgegeben?
   ja / nein
3. Haben Sie das Gefühl, dass Ihr Leben leer ist?
   ja / nein
4. Sind Sie oft gelangweilt?
   ja / nein
5. Schauen Sie zuversichtlich in die Zukunft?
   ja / **nein**
6. Sind Sie besorgt darüber, dass Ihnen etwas Schlimmes zustoßen könnte?
   ja / nein
7. Fühlen Sie sich die meiste Zeit glücklich?
   ja / **nein**
8. Fühlen Sie sich oft hilflos?
   ja / nein
9. Ziehen Sie es vor, zu Hause zu bleiben, anstatt auszugehen und sich mit etwas Neuem zu beschäftigen?
   ja / nein

10. Haben Sie den Eindruck, dass Sie in letzter Zeit mehr Probleme mit dem Gedächtnis haben als die meisten anderen Menschen?
ja / nein
11. Finden Sie es schön, jetzt in dieser Zeit zu leben?
ja / **nein**
12. Fühlen Sie sich ziemlich wertlos, so wie Sie zurzeit sind?
ja / nein
13. Fühlen Sie sich voller Energie?
ja / **nein**
14. Haben Sie das Gefühl, Ihre Situation ist hoffnungslos?
ja / nein
15. Haben Sie den Eindruck, dass es den meisten Menschen besser geht als Ihnen?
ja / nein

Auswertung: Fettgedruckte Antworten zählen 1 Punkt; ein Summenwert von 6 und höher gilt als klinisch auffällig.

Die Diagnose einer Depression bei älteren, zumeist multimorbiden Menschen wird dadurch erschwert, dass bei ihnen Symptome wie eine allgemeine Schwäche, Konzentrations- und Gedächtnisstörungen oder Schlafstörungen auch unabhängig von einer Depression auftreten können bzw. durch eine schlechte Blutglukoseeinstellung oder rezidivierende Hypoglykämien bedingt sein können. Differenzialdiagnostisch stehen eine Demenz und Symptome anderer Erkrankungen wie z. B. Parkinson im Vordergrund, deren Symptome wie Antriebsmangel und Bewegungsarmut denen einer Depression ähnlich sein können. Zum einen können depressive Symptome als Prodrom einer demenziellen Erkrankung interpretiert werden, zum anderen zeigen einige Symptome der beginnenden Demenz eine erhebliche Überlappung mit einem depressiven Syndrom, wie z. B. Apathie, Affektlabilität oder auch sozialer Rückzug. Kriterien zur Differenzialdiagnose von Depressionen und Demenz sind in nachfolgender ▶ Tabelle 3.6 aufgeführt (Wolter 2016).

Tab. 3.6: Kriterien zur Differenzialdiagnostik von Depression und Demenz (nach Wolter 2016)

Merkmal	Demenz	Depression
Beginn	Schleichend	Relativ plötzlich, anfangs rasch
Auffassungsfähigkeit	Gestört	Erhalten
Beschwerdeschilderung	Bagatellisierend, vage, Selbstüberschätzung	Aggravierend, detailliert, Selbstentwertung
Orientierungsstörung	Ja, nur zu Beginn nicht	Nein
Tagesschwankung	Leistungstief abends	Stimmungstief morgens
Kognitive Verschlechterung nachts	Ja	Nein
Alltagskompetenz	Eingeschränkt	Erhalten
Soziale Aufgeschlossenheit	Erhalten	Eingeschränkt
Reaktion auf Leistungsanforderungen oder Versagen	Abwehr, Verleugnung, Projektion; Versuch, Fehler zu verbergen	Schuldgefühle, Versagensangst; kein Versuch, Fehler zu verbergen
Bemühen um Kompensation	Ja, z. B. durch Erinnerungshilfen	Nein
Sprache, Praxie, visuellräumliche Orientierung	Gestört	Ungestört
Erinnerungsschwäche	Ausgeprägter für kurz zurückliegende Ereignisse	Gleich stark für kurz und lang zurückliegende Ereignisse
Selektive Erinnerungslücken	Selten	Häufig
Reaktion auf Antidepressiva	Persistieren der kognitiven Symptome bei Rückbildung der Depression	Parallele Remission von kognitiven und depressiven Symptomen

> **Merke**
>
> Differenzialdiagnostisch muss eine Pseudodemenz bei einer vorliegenden Depression und eine depressive Störung, die häufig im Frühstadium einer Demenz auftritt, unterschieden werden.

3.5.4 Therapie

> **Beispiel**
>
> Frau K. (76 Jahre) geht gerne zu ihrem Hausarzt, der auch ihren Diabetes behandelt und dem sie vertraut. Gespräche mit ihm erlebt sie als entlastend, ebenso wie acht Gespräche, die sie mit einem auf den Diabetes spezialisierten Psychologen geführt hat. Hierbei ging es vor allem um das Gefühl der Unkontrollierbarkeit ihres Diabetes, um ihre Schuldgefühle aufgrund der Vernachlässigung ihrer Therapie sowie um die psychischen Folgen einer als schwer erlebten Unterzuckerung. Die von Hausarzt eingeleitete medikamentöse Therapie mit einem selektiven Serotonin-Wiederaufnahme-Hemmer (SSRI) zielt auch auf die Prophylaxe einer rezidivierenden Depression.

Die meisten Empfehlungen der Nationale VersorgungsLeitlinie »Unipolare Depression« (DGPPN et al. 2015) und der Leitlinie »Diabetes und Psychosoziales« (Kulzer et al. 2013) gelten auch für ältere Patienten mit Diabetes und Depressionen. Häufig werden diese jedoch aufgrund bestehender Altersstereotype, z. B. der Annahme, dass psychische Störungen im Alter primär auf Veränderungen des Gehirns oder auf andere organische Veränderungen zurückzuführen sind, bei älteren Menschen nicht angewendet. Obwohl psychotherapeutische Interventionen im Alter genauso wirksam sind wie bei jüngeren Personen, werden diese kaum angeboten. Nur schätzungsweise 2 % aller Psychotherapien in Deutschland erfolgen bei Menschen, die älter sind als 65 Jahre, was auf bedeutsame Barrieren sowohl von Seiten der Behandler als auch der Patienten hinweist.

Alle Interventionen, die körperliche Aktivität und soziale Kontakte fördern, den Fokus vom depressiven Grübeln auf andere Themen verlagern und Erfolgserlebnisse ermöglichen, sind bei der Behandlung von Depressionen günstig. Bei Menschen mit Diabetes im höheren Alter und einer häufig anzutreffenden Multimorbidität erhöht sich die Gefahr der Immobilität und des sozialen Rückzugs, was Versorgungsstrategien erfordert, die auch aufsuchende medizinische und psychosoziale Interventionen einschließen. Gute Ergebnisse liegen für Konzepte vor, die älteren depressiven Patienten im hausärztlichen Versorgungssektor einen niedrigschwelligen und mehrstufigen Zugang zu spezialisierten gerontopsychiatrischen/-psychotherapeutischen Behandlungen ermöglichen (Holthoff 2015) sowie für aufsuchende psychotherapeutische Ansätze bei älteren Patienten, die aufgrund körperlicher Immobilität im individuellen Wohnumfeld durchgeführt wurden (Lindner 2014).

Auch die Wirksamkeit einer antidepressiven Pharmakotherapie ist für alle Schweregrade der Altersdepression für trizyklische Antidepressiva (TZA), selektive Serotonin-Wiederaufnahme-Hemmer (SSRI) und Monoaminooxidase-Hemmer (MAOI) nachgewiesen. Bei der medikamentösen antidepressiven Behandlung ist bei älteren Menschen mit Diabetes insbesondere auf das Nebenwirkungsprofil, die Verträglichkeit und mögliche Medikamenteninteraktionen, die Einfachheit der Einnahme sowie die Interaktion mit dem Glukosestoffwechsel zu achten. Bei Menschen mit Diabetes und komorbider Depression stellen selektive Serotonin-Wiederaufnahme-Hemmer (SSRI) die erste Wahl dar. Für speziellere psychopharmakotherapeutische Therapiehinweise sei an dieser Stelle an die Nationale VersorgungsLeitlinie »Unipolare Depression« (DGPPN et al. 2015) verwiesen. Insbesondere bei schweren Symptomausprägungen, Therapieresistenz, Suizidalität und dem Vorliegen psychotischer Symptome sollte frühzeitig eine psychiatrisch fachärztliche Mitbehandlung angestrebt werden

Merke

Depressionen sind gut behandelbar, dies gilt auch für ältere Menschen mit Diabetes. Mögliche Therapiestrategien umfassen sowohl Psycho-

> therapie als auch eine medikamentöse Therapie. Bei einer medikamentösen Depressionsbehandlung sollte bei älteren Menschen mit Diabetes nach Möglichkeit selektiven Serotonin-Wiederaufnahme-Hemmern (SSRI) der Vorzug gegeben werden.

3.5.5 Empfehlungen für die Praxis

- Bei älteren Menschen mit Diabetes soll einmal jährlich ein Depressionsscreening durchgeführt werden. Bei einem positiven Ergebnis sollte eine weiterführende Diagnostik mit einem validierten, altersspezifischen Verfahren durchgeführt werden. Bei älteren Menschen mit Diabetes und Depressionen soll wegen des erhöhten Suizidrisikos besonders auf Anzeichen einer möglichen Suizidalität geachtet werden.
- Zur Behandlung einer Depression empfohlene Therapiemaßnahmen haben sich auch bei älteren Menschen bewährt und sollten daher auch bei älteren Menschen mit Diabetes und Depressionen angewendet werden. Insbesondere sollten Interventionen zur Steigerung der körperlichen Aktivität und zur Förderung sozialer Kontakte angewendet werden.
- Bei der medikamentösen Behandlung der Depression soll bei älteren Menschen mit Diabetes insbesondere auf das Nebenwirkungsprofil, mögliche Arzneimittelinteraktionen und Verträglichkeit der Medikamente geachtet werden, insbesondere auf mögliche Interaktion mit dem Glukosestoffwechsel.

Literatur

Andreas S, Schulz H, Volkert J et al. (2017) Prevalence of mental disorders in elderly people: the European MentDis_ICF65+ study. Br J Psychiatry; 210(2):125–131.
Busch MA, Maske UE, Ryl L et al. (2013) Prävalenz depressiver Symptomatik und diagnostizierter Depression bei Erwachsenen in Deutschland. Ergebnisse der Studie zur Gesundheit Erwachsener in Deutschland (DEGS1). Bundesgesundheitsbl.; 56:733–739.
DGPPN, BÄK, KBV, AWMF (Hrsg.) (2015) S3-Leitlinie/Nationale Versorgungs-Leitlinie Unipolare Depression – Langfassung, 2. Auflage. Version 1; 2015.

Ellison JM, Kyomen HH, Harper DG (2012) Depression in later life: an overview with treatment recommendations. Psychiatr Clin North Am; 35(1):203–229.
Hautzinger M (2000) Depression im Alter. Weinheim: Beltz/PVU.
Hegeman JM, Kok RM, van der Mast RC et al. (2012) Phenomenology of depression in older compared with younger adults: meta-analysis. Br J Psychiatry;200(4):275–281.
Heidenblut S, Zank S (2010) Entwicklung eines neuen Depressionsscreenings für den Einsatz in der Geriatrie. Die »Depression-im-Alter-Skala« (DIA-S). Z Gerontol Geriatr; 43(3):170–176.
Holthoff V (2015) Innovative Versorgungsstrategien in der Gerontopsychiatrie und -psychotherapie. Der Nervenarzt 2015; 86(4):468–474.
Jacob L, Kostev K (2016) Prevalence of depression in type 2 diabetes patients in German primary care practices. J Diabetes Complications; 30(3):432–437.
Kørner A, Lauritzen L, Abelskov K et al. (2006) The Geriatric Depression Scale and the Cornell Scale for Depression in Dementia. A validity study. Nord J Psychiatry; 60(5):360–364.
Kulzer B, Albus C, Herpertz S et al. (2013) Psychosoziales und Diabetes – Teil 1. S2-Leitlinie Psychosoziales und Diabetes – Langfassung. Diabetologie und Stoffwechsel 8(3):198–242. Teil 2. Diabetologie und Stoffwechsel 8(4):292–324.
Lindner R (2014) Erste Erfahrungen in der aufsuchenden Psychotherapie mit Hochaltrigen. Psychotherapie im Alter; 11(2):199–211.
Wolter DK (2016) Depressionen im höheren Lebensalter, Teil 1: Klinische Symptome, Diagnose und Wechselwirkung zwischen Depression und Demenz. Z Gerontol Geriatr 2016; 49(4):335–348. Teil 2: Komorbidität und Behandlung. Z Gerontol Geriat 2016; 49(5):437–452.

3.6 Kognitive Störungen und Demenz

Jennifer Grammes und Thomas Kubiak

Beispiel

Der 78-jährige Herr Huber hat seit 25 Jahren einen Diabetes mellitus Typ 2, es liegen Folgeerkrankungen (Retinopathie und diabetische Nephropathie) und eine Hypertonie vor. Morgens und abends erhält er ein Mischinsulin vor dem Essen und nimmt ASS, Metroprolol und Ramipril. Herr Huber ist zunehmend vergesslich, unaufmerksam und

3.6 Kognitive Störungen und Demenz

verliert in Gesprächen schnell den Faden. Er ist unruhig und leide unter Ein- und Durchschlafstörungen. Seine Ehefrau berichtet, dass Herr Huber bis vor vier Jahren sein Diabetes-Selbstmanagement selbständig handhaben konnte, seither jedoch sukzessive größere Probleme mit dem Handling des Insulin-Pens habe und häufig vergesse, ob er bereits Insulin gespritzt habe. Sein HbA1c-Wert sei drastisch gestiegen. Er zeige kaum Appetit, esse und trinke wenig. Auf Unterstützungsangebote seiner Frau reagiere er ungewöhnlich aggressiv.

Leitfragen

- Welche (diabetesspezifischen) Risikofaktoren für eine Demenz liegen bei Herrn Huber vor?
- Welche Differenzialdiagnostik sollte stattfinden?
- Wie beeinflusst die Symptomatik Herrn Hubers Diabetes-Selbstmanagement?
- Welche Überlegungen hinsichtlich der Therapie sind sinnvoll?

3.6.1 Definition und Epidemiologie

Kognitive Störungen

Störungen der kognitiven Funktion können unterschiedliche kognitive Funktionsbereiche betreffen. Dies sind zuvorderst:

- Prozesse der Aufmerksamkeit (Aufmerksamkeitslenkung und -steuerung) und Konzentration (Daueraufmerksamkeit)
- Gedächtnis (Speichern und Abrufen von Informationen wie z. B. Lernen, Erinnern)
- Exekutive Funktionen (z. B. Denken, Urteilen, Planung, Ausführung komplexer, mehrschrittiger Handlungen, Kontrollieren)
- verbale und non-verbale Kommunikation, Ausdruck und Verständnis (non)verbaler Signale und Kommunikation

- Informationsaufnahme und -verarbeitung (z. B. Reize wahrnehmen, erkennen, unterscheiden, interpretieren, in Beziehung setzen, Kategorisieren)

Kognitive Störungen treten im Zusammenhang verschiedenster Krankheitsbilder wie z. b. der Demenz, Depression, Schizophrenie, Delir, Schädel-Hirn-Trauma, Alkoholmissbrauch, Hypo- oder Hyperthyreose, Vitamin-B12-Mangel auf. Kurzfristige und vorübergehende Störungen sind auch eine charakteristische Folge einer Hypoglykämie. Kognitive Störungen können isoliert auftreten oder mehrere Fähigkeits- und Verhaltensbereichen betreffen – je nach Ursache sind sie reversibel oder bestehen dauerhaft. Charakteristisch für kognitive Störungen im Rahmen demenzieller Erkrankungen ist deren nur schwer beeinflussbares Fortschreiten (Progedienz).

Im Folgenden werden die für den Diabetes relevantesten komorbiden kognitiven Störungen bei älteren Menschen dargestellt: leichte kognitive Störungen und Demenzen.

Demenz

Eine Demenz ist nach den Internationalen Kriterien für Erkrankungen (ICD-10) ein Syndrom, das als Folge einer meist chronischen oder fortschreitenden Krankheit des Gehirns mit Störungen und Einschränkungen verschiedener höherer kognitiver Funktionen, wie z. B. Denken, Sprache, Orientierung und Urteilsvermögen, einhergeht (WHO 1993). Das Bewusstsein ist meist (zunächst) nicht getrübt, die Leistungsfähigkeit der Sinne eher nicht betroffen. Kognitive Beeinträchtigungen müssen für mindestens sechs Monate bestehen und tägliche Aktivitäten beeinträchtigen. Häufig zeigen sich auch Veränderungen der Persönlichkeit bzw. der emotionalen Kontrolle (z. B. Enthemmtheit, Aggressivität, Stimmungsschwankungen), die nicht selten vor den ersten kognitiven Symptomen auftreten. Häufigste Demenzformen sind neurodegenerative Demenzen wie die Alzheimer-Demenz, frontotemporale Demenz, Parkinson-Demenz oder Lewy-Körperchen-Demenz, die durch einen langsam fortschreitenden Untergang von Nervenzellen und Nervenzellkontakten gekennzeichnet sind, und vaskuläre Demenzen in Folge von Durchblutungsstörungen bzw. Mikroinfarkten und lakunären Blutungen im Gehirn.

Gegenwärtig leben in Deutschland etwa 1,7 Mio. Menschen an Demenz Erkrankte, die Zahl der Neuerkrankungen liegt jährlich bei ca. 300.000 Menschen. Die Alzheimer-Demenz ist dabei mit 60–70 % aller Fälle die häufigste demenzielle Erkrankung. Aufgrund der Alterung der Gesellschaft muss in den kommenden Jahren mit einem deutlichen Anstieg der Erkrankungszahlen gerechnet werden.

Mit dem Typ-2-Diabetes mellitus geht ein deutlich erhöhtes Risiko für die Entwicklung sowohl einer vaskulären Demenz als auch einer Demenz vom Alzheimer-Typus einher. Das Erkrankungsrisiko ist für vaskuläre Demenzen um das 2–4-fache, das Risiko an einer Alzheimer-Demenz zu erkranken um das 1,5–2-fache erhöht (Cheng et al. 2012, Cukierman et al. 2005). Zwar etablieren neuere Studien auch den Typ-1-Diabetes als Risikofaktor für Demenz (Smolina et al. 2015), aufgrund mangelnder Studienlage können jedoch keine eindeutigen Aussagen über Prävalenzraten von Demenz bei Typ-1-Diabetes getroffen werden (Kulzer et al. 2013). Ein dauerhaft erhöhter HbA1c von ≥ 8 % (64 mmol/mol) scheint das Demenzrisiko von Menschen mit Typ-1-Diabetes zu steigern (Lacy et al. 2018). Patienten sollten frühzeitig über den Zusammenhang von einer langfristig unzureichenden Stoffwechseleinstellung und einem erhöhten Risiko für kognitive Störungen und Demenz informiert werden (Kulzer et al. 2013).

Verlauf und Prognose der Demenz hängen stark vom zugrundeliegenden Krankheitsbild ab. Bislang gibt es keine therapeutischen Maßnahmen, um Demenzerkrankungen zu heilen oder die Progredienz der Erkrankung dauerhaft zu stoppen. Neurodegenerative Demenzerkrankungen sind fortschreitende Erkrankungen, die zu einem schrittweisen Funktionsverlust führen, der alle Lebensbereiche betreffen kann. Der Verlauf der vaskulären Demenz kann in Phasen verlaufen: relative stabile Phasen, Phasen der Verschlechterung oder sogar kurzzeitiger Verbesserungen können aufeinander folgen (AWMF 2016).

Mild Cognitive Impairment

Leichte kognitive Störungen (mild cognitive impairment, MCI) sind als klinisches Syndrom nicht einheitlich definiert (AWMF 2016). Von MCI wird gesprochen, wenn subjektiv erlebbare und objektiv feststellbare kognitive Leistungsverschlechterungen bei erhaltener Alltagskompetenz vorliegen. Bei einem Teil der Betroffenen sind leichte kognitive Beeinträchtigungen reversibel, in vielen Fällen stellt insbesondere die amnestische (das Gedächtnis betreffende) MCI jedoch eine Vorstufe der Alzheimer-Demenz dar (Meta-Analyse: relatives Risiko 3.3; Petersen et al. 2018), die bei circa 10–20 % aller Patienten innerhalb eines Jahres zu einer manifesten Demenz voranschreitet (Winblad et al. 2004) und deshalb besonderer Aufmerksamkeit bedarf. Bisher gibt es allerdings keine Evidenz für eine wirksame (pharmakologische) Therapie zur Risikoreduktion des Übergangs von MCI zu einer Demenz. Menschen mit Typ-2-Diabetes haben ein deutlich erhöhtes Risiko, an MCI zu erkranken (Cheng et al. 2012), insbesondere bei längerer Diabetesdauer (Okereke et al. 2008, Yaffe et al. 2004). Zugleich scheint das Vorliegen eines Typ-2-Diabetes die Konversion von MCI zu Demenz zu beschleunigen (Velayudhan et al. 2010, Pal et al. 2018). Die Evidenzlage zu Typ-1-Diabetes und MCI ist deutlich geringer. Vor dem Hintergrund der Forschung zu Typ-1-Diabetes und Demenz lässt sich jedoch vermuten, dass auch der Typ-1-Diabetes mit einem größeren Risiko für MCI einhergeht (Biessels und Whitmer 2020).

3.6.2 Diabetesspezifische Risikofaktoren

Eine Vielzahl von diabetesassoziierten Risikofaktoren wird im Zusammenhang mit der Verschlechterung des kognitiven Funktionsniveaus oder einer Manifestation der Demenz – zum Teil kontrovers – diskutiert (siehe Bahrmann et al. 2012 für eine Übersicht): Hierzu zählen die chronische Hyperglykämie, eine hereditäre Vulnerabilität (APOE-ε4-Genotyp), schwere Hypoglykämien, inflammatorische Prozesse, Insulinresistenz und Hyperinsulinismus, und eine Dysregulation der HPA-Achse. Speziell für die Entwicklung vaskulären Demenzen sind die Atherosklerose und die arterielle Hypertonie zu nennen.

Auch das Vorliegen einer Depression, für die bei Diabetes wiederum ein deutlich erhöhtes Risiko besteht, ist ein klinisch relevanter Risikofaktor für Entstehung und Prognose kognitiver Beeinträchtigungen und der Demenz. Diabetes und Depression sind beide unabhängige Risikofaktoren für Demenz, das Vorhandensein einer Depression verdoppelt das Demenzrisiko für Menschen mit Diabetes (Gilsanz et al. 2019, Katon et al. 2015). Diesem Zusammenhang liegen vermutlich verschiedene, sich wechselseitig beeinflussende physiologische Prozesse zugrunde (z. B. Hyperinsulinämie, metabolisches Syndrom) (Leonard 2007). Ebenso ist davon auszugehen, dass bei Menschen mit Diabetes und komorbider Depression ein dysfunktionales Selbstbehandlungsverhalten zu einer schlechteren glykämischen Kontrolle beiträgt, die angiopathische Veränderungen zusätzlich begünstigt.

3.6.3 Screening und Diagnostik

Die Diagnose einer kognitiven Störung sollte so früh wie möglich erfolgen, um mit Hilfe von therapeutischen und präventiven Ansätzen den (progredienten) Verlauf der Erkrankung zu verlangsamen und eine Pflegebedürftigkeit hinauszuzögern. Es ist insbesondere entscheidend, frühzeitig Leistungseinbußen zu erkennen, die sich gravierend auf die Diabetestherapie und das Diabetes-Selbstbehandlungsverhalten auswirken könnten. Die Deutsche Diabetes Gesellschaft empfiehlt ein jährliches Demenzscreening bei älteren Menschen mit Diabetes (Bahrmann et al. 2018). Zur ersten Einschätzung von kognitiven Störungen und bei Demenzverdacht sollten Kurztestverfahren eingesetzt werden (AWMF 2016), die nach Einwilligung der Betroffenen von geschultem Personal durchgeführt werden sollten.

> **Empfohlene Kurztestverfahren zum Screening von kognitiven Störungen [7, 20]**
>
> - Demenz-Detection-Test (DemTect)
> - Mini Mental State Examination (MMSE)
> - Montreal Cognitive Assessment Test (MoCA)

Wenn ein Screening den Verdacht einer Demenz erhärtet, sollte die Diagnose erst nach einer ausführlichen neuropsychologischen Diagnostik und neurologischer und psychiatrischer Beurteilung entsprechend der Leitlinien-Empfehlungen gestellt werden, die nach denselben Kriterien erfolgt wie bei Menschen ohne Diabetes (AWMF 2016).

Hilfreich für die diagnostische Abklärung einer Demenz ist die Fremdanamnese durch Bezugspersonen wie Angehörige oder Pflegekräfte, da diese häufig Veränderungen des Verhaltens und der kognitiven Fähigkeiten der betroffenen Person besonders frühzeitig bemerken und spezifische Problemfelder im Alltag und in der Diabetesbehandlung sowie den bisherigen Verlauf der Symptome und deren Schweregrad einschätzen können (AWMF 2016).

Besonderes Augenmerk sollte auf der Differenzialdiagnostik und der Abklärung möglicher weiterer körperlicher Ursachen der Symptomatik liegen. Die Diagnose einer Demenz gestaltet sich bei multimorbiden, älteren Menschen mit Diabetes nicht selten als schwierig, da eine Vielzahl körperlicher Symptome sowohl auf eine Hyperglykämie, rezidivierende Hypoglykämien, eine Depression, als auch auf eine beginnende Demenz oder andere körperliche Erkrankungen hindeuten können. Frühsymptome einer Demenz sind vielfältig und reichen von genereller Vergesslichkeit über Sprachstörungen (z. B. Wortfindungsstörungen), Orientierungsschwierigkeiten (z. B. in neuen Umgebungen), Problemlöseschwierigkeiten und Schwierigkeiten beim Durchführen komplexer Handlungen, Persönlichkeitsveränderungen (z. B. plötzliches Misstrauen, Enthemmung, Aggressivität) bis hin zu plötzlichen Problemen im Alltag. Auch in Bezug auf das Diabetes-Selbstmanagement können sich erste Frühwarnsymptome zeigen, wie z. B. eine Verschlechterung der glykämischen Kontrolle und/oder vermehrtes Auftreten von Hypoglykämien ohne ersichtliche Erklärung. Betroffene vergessen möglicherweise wiederholt Arztbesuche und nehmen Medikation nicht mehr zuverlässig ein. Häufig kann ein erhöhter diabetesassoziierter Stress und plötzliches Überforderungserleben in Bezug auf das Diabetes-Selbstmanagement beobachtet werden.

Insbesondere die Differenzialdiagnostik von Demenz und Depression kann sich schwierig gestalten. Eine beginnende neurodegenerative Erkrankung kann der klinischen Depression stark ähneln. Es gibt große Überschneidungen der Leitsymptome von Demenz und Depression (z. B.

Aufmerksamkeits- und Konzentrationsprobleme, Schlafstörungen). Zudem ist auch ein gemeinsames Vorliegen von Depression und Demenz möglich und häufig zu beobachten. Ebenso kommen reversible kognitive Störungen bei Depressionen, die sogenannte Pseudodemenz, häufig vor (Leyhe et al. 2017). Da eine Depression ein wichtiger Risikofaktor für die Entwicklung wie den Verlauf von kognitiven Störungen und demenziellen Syndromen ist (ebd.), bedarf die Depressionsdiagnostik besonderes Augenmerk. Leider bleiben depressive Störungen bei älteren Menschen häufig unerkannt und werden entsprechend selten behandelt. Als diagnostische Screening-Instrumente eignen sich zum Beispiel der Test zur Früherkennung von Demenzen mit Depressionsabzug (TFFD), die Cornell-Skala für Depression bei Demenz, sowie zusätzlich altersspezifische Depressionsskalen wie die Geriatrische Depressionsskala (GDS) und die Depression-im-Alter-Skala (DIA-S). Folgende zwei Fragen zur Früherkennung von Depression werden von der NVL Unipolare Depression empfohlen (AWMF 2022, siehe auch ▶ Kap. 3.5.3):

- Fühlten Sie sich im letzten Monat häufig niedergeschlagen, traurig bedrückt oder hoffnungslos?
- Hatten Sie im letzten Monat deutlich weniger Lust und Freude an Dingen, die Sie sonst gerne tun?

Wenn beide Fragen mit »Ja« beantwortet werden, sollte eine ausführliche Depressionsdiagnostik stattfinden (Cave: Suizidalität).

Generell sollte sowohl beim Screening als auch bei der weiterführenden Diagnostik behutsam vorgegangen werden, um Betroffene und Angehörige nicht unnötig zu verunsichern. Es bestehen große Ängste und Vorurteile gegenüber der Diagnose Demenz, die z. B. aus der Angst vor Autonomieverlust, sowie der Annahme von fehlenden therapeutischen Möglichkeiten entstehen. Im Falle einer Demenzdiagnose ist eine frühzeitige interprofessionelle Beratung von Betroffenen und Angehörigen über die Erkrankung und Therapiemöglichkeiten, sowie über Unterstützungs- und Schulungsangebote wichtig (AWMF 2016).

3.6.4 Prävention von Demenz

Aufgrund der schwerwiegenden Folgen einer Demenzerkrankung kommt der Primärprävention eine bedeutsame Rolle zu. Die WHO hat im Jahr 2019 erstmals eine evidenzbasierte Leitlinie zur Demenzprävention veröffentlicht (WHO 2019), die hauptsächlich auf bekannte kardiometabolische Risikofaktoren wie Bewegungsmangel, Alkohol- und Tabakkonsum, Übergewicht, ungesunde Ernährung, Diabetes und Hypertonie fokussiert. Die wissenschaftliche Evidenz zur Demenz-Prävention ist trotz vieler Forschungsarbeiten immer noch nicht zufriedenstellend und geht primär auf Beobachtungsstudien zurück. Zentrale Empfehlung ist regelmäßige körperliche Aktivität für Menschen ohne kognitive Einschränkungen zur Risikoreduktion der Entwicklung von MCI. Die Leitlinien der Deutschen Gesellschaft für Neurologie und der Deutschen Gesellschaft für Psychiatrie und Psychotherapie, Psychosomatik und Nervenheilkunde sowie die Leitlinie der Deutschen Diabetes Gesellschaft zur Behandlung des Diabetes im Alter empfehlen regelmäßige körperliche Bewegung im Rahmen der individuellen Möglichkeiten und ein aktives geistiges und soziales Leben zur Prävention der Demenz (AWMF 2016, Bahrmann et al. 2018).

3.6.5 Behandlung des Diabetes bei Demenz

Wichtigste Ziele der Therapie von älteren Menschen mit Diabetes sind der Erhalt der Lebensqualität und die Symptomfreiheit durch Vermeidung von Hypoglykämien und chronischer Hyperglykämie sowie symptomatischer Komorbiditäten. Die individuellen Aspekte von Lebensqualität des Betroffenen sollten daher bekannt sein (Was ist dem Betroffenen wichtig?) (Zeyfang et al. 2019, Bahrmann et al. 2012). Der HbA1c-Wert hat im höheren Lebensalter einen geringeren Stellenwert und sollte vor dem Hintergrund der Lebensqualität und Lebenserwartung individuell festgelegt werden. Bei bereits bekannter Demenz sollte eine Therapieoption mit geringem Hypoglykämierisiko ausgewählt werden (AWMF 2016).

Entscheidend für die Lebensqualität ist für viele Betroffene eine gewisse Autonomie und Selbstwirksamkeitserleben hinsichtlich des Diabetes-Selbstmanagements. Daher ist es wichtig, die Kompetenz und Selbstbehandlungsfähigkeit (Empowerment) im Umgang mit der Erkrankung zu steigern bzw. so lange wie möglich aufrecht zu erhalten. Hilfreich können hierbei der Einsatz von altersgerechter Technologie (z. B. Pens mit großen Knöpfen und Bildschirmen, Blutglukosemessgeräte mit Erinnerungsfunktion o. ä.) und digitale Lösungen als Erinnerungshilfen (z. B. Apps, »smarte« Medikamentenboxen und -dispenser) sein (Zeyfang et al. 2019). Um bei älteren Menschen nicht unnötig Verwirrung und Ängste auszulösen, sollte eine Therapieumstellung bzw. Vereinfachung des Therapieschemas erst stattfinden, wenn die ursprüngliche Therapie auch mit Hilfsmitteln, einer klaren Tagesstruktur oder der Unterstützung durch Angehörige für die Betroffenen nicht mehr hinreichend umsetzbar ist. Günstig ist es, Therapieoptionen im Alter unter Berücksichtigung möglicher kognitiver Störungen (▶ Tab. 3.7) bereits frühzeitig zu besprechen, um den Betroffenen und Angehörigen eine autonome Entscheidung für verschiedene Optionen (z. B. Einbezug eines Pflegedienstes) zu ermöglichen.

Für die Diabetestherapie von Menschen mit MCI oder Demenz gilt (Bahrmann et al. 2012, Bahrmann et al. 2018, Zeyfang et al. 2019)

Bei Behandlung mit oralen Antidiabetika:

- Voraussetzung: regelmäßige Kohlenhydratzufuhr muss gegeben sein
- Mittel der ersten Wahl: Metformin (Cave: Nierenfunktion)
- Empfehlenswert: ▶ Kap. 2.2, medikamentöse Therapie
- Nicht empfehlenswert: Acarbose, Glitazone, Sulfonylharnstoffe und Glinide (Hypoglykämierisiko/kardiale Nebenwirkungen)

Bei Behandlung mit Insulin:

- Voraussetzung: Regelmäßige Blutglukosekontrollen müssen möglich sein
- Kognitive und feinmotorische Fähigkeiten des Patienten sowie das soziale Umfeld sind entscheidend bei der Wahl der Therapieform

- Wenn individuelle Therapieziele mit oralen Antidiabetika nicht erreicht werden, Kontraindikation für orale Antidiabetika vorliegt oder Polypharmazie vermindert werden kann
- Empfehlenswert: einfache Therapieschemata (z. B. 1× täglich lang wirksames Insulinanalogon oder 2× täglich Injektion von Mischinsulin)
- Kurzwirksame Insuline (Normal- und Analoginsuline): Dürfen ohne Spritz-Ess-Abstand oder nach einer Mahlzeit gegeben werden (Reduktion des Hypoglykämierisikos)
- Lang wirkende Insuline (NPH- und Analoginsuline):
  – Analoge Basalinsuline: Geringeres nächtliches Hypoglykämierisiko bei normoglykämischem Therapieziel
  – Trübe NPH-Insuline müssen vor der Injektion gut gemischt werden (motorische Fähigkeiten?)
  – Mischinsuline: weniger Injektionen und Blutzuckerkontrollen notwendig, wichtig sind regelmäßige Hauptmahlzeiten und keine stark wechselnde körperliche Aktivität

Tab. 3.7: Einfluss kognitiver Störungen auf das Diabetes-Selbstmanagement und Behandlungsstrategien (modifiziert nach Munshi 2017)

Verhaltens-/ Fähigkeitsbereich	Einfluss auf das Diabetes-Selbstmanagement	Behandlungsstrategien
Gedächtnisleistung	• Vergessen von: • Blutzuckermessungen • Medikamenten • Insulininjektionen • Mahlzeiten • Arztbesuchen	• Vereinfachung des Therapieschemas • Tagesstruktur und feste Uhrzeiten für Blutzuckermessungen und Insulininjektionen • Polypharmazie vermeiden • Altersgerechte Technik (große Knöpfe/Display, smarte Pens und Blutzuckermessgeräte) • Nutzung von (digitalen) Medikamentenboxen, Erin-

Tab. 3.7: Einfluss kognitiver Störungen auf das Diabetes-Selbstmanagement und Behandlungsstrategien (modifiziert nach Munshi 2017) – Fortsetzung

Verhaltens-/ Fähigkeitsbereich	Einfluss auf das Diabetes-Selbstmanagement	Behandlungsstrategien
		nerungsfunktionen wie Notizen, Alarme und Apps • Ggf. hochkalorische Nahrung/kalorienhaltige Getränke und Appetit anregen durch Gewürze und Farben (Hinweise zum Umgang mit unregelmäßiger Nahrungsaufnahme und Tipps bezüglich technischer Hilfsmittel im Alltag mit Demenz finden sich auf der Website der Deutschen Alzheimer Gesellschaft e.V.)
Problemlösefähigkeit	• Erinnert sich an Therapievereinbarungen, kann diese aber nicht in der Praxis umsetzen • Nimmt Hypoglykämien nicht mehr wahr bzw. kann sie nicht selbst behandeln • Kann die korrekte Insulindosis nicht mehr berechnen	• Therapievereinbarungen stetig wiederholen, aufschreiben, mit Bezugspersonen besprechen • Risiko von Hypoglykämien minimieren • Bei leichter Symptomatik: strukturierte Diabetes-Schulung bei Diabetes und Demenz (in enger Zusammenarbeit mit Diabetesberaterinnen) • Frühzeitige Schulung und Beratung von Angehörigen • Einbezug von professionellen Pflegekräften
Kognitive Flexibilität	• Wirkt stur und lehnt Therapieveränderungen ab	• Labels wie »non-compliant« vermeiden • Screening auf Depression

Tab. 3.7: Einfluss kognitiver Störungen auf das Diabetes-Selbstmanagement und Behandlungsstrategien (modifiziert nach Munshi 2017) – Fortsetzung

Verhaltens-/Fähigkeitsbereich	Einfluss auf das Diabetes-Selbstmanagement	Behandlungsstrategien
	• Fehler passieren, insbesondere wenn Routinen verändert werden • Ist ängstlich, der Therapie nicht gerecht zu werden/fühlt sich überfordert • Kognitiv fixiert auf das Diabetes-Selbstmanagement	• Altbekannte Therapie so lange wie möglich beibehalten • Veränderungen kleinschrittig vollziehen • Evtl. Zugriff auf Insulin beschränken • Psychotherapeutische Unterstützung einholen

Wenn ein Mensch an Demenz erkrankt, betrifft dies auch seine Familie und Umfeld. Insbesondere pflegende Angehörige haben oft mit psychosozialen und praktischen Herausforderungen im Alltag zu kämpfen. Dies schließt die Umsetzung der Diabetestherapie mit ein. Um die Therapieziele Symptomfreiheit und Vermeidung von Hypoglykämien zu gewährleisten, kann die Teilnahme an Schulungsmaßnahmen, durchgeführt von Fachkräften wie Diabetesberatern, sinnvoll sein. Zusätzlich gibt es zahlreiche Unterstützungsangebote und Selbsthilfegruppen, die Angehörigen von Menschen mit Demenz eine Anlaufstelle bieten. Angehörige, die einen demenzkranken Menschen zu Hause pflegen, können über die Pflegekassen Schulungen beanspruchen. Aufgrund der hohen Prävalenz des Typ-2-Diabetes im Alter und der häufigen Komorbidität mit kognitiven Störungen ist auch die Schulung von professionellen Pflegekräften in Bezug auf die Spezifika des Diabetes im Alter zentral (▶ Kap. 4).

Informationen für Betroffene, Angehörige und Behandler:

- www.wegweiser-demenz.de (Bundesministerium für Familie, Senioren, Frauen und Jugend)
- www.deutsche-alzheimer.de (Deutsche Alzheimer Gesellschaft e. V.)

- www.alzheimer-forschung.de (Alzheimer Forschung Initiative e. V.)

3.6.6 Kernaussagen

- Kognitive Störungen sind wichtige Komorbiditäten des Diabetes im Alter und können bereits bei leichter Ausprägung negativen Einfluss auf das Diabetes-Selbstmanagement und die Lebensqualität der Betroffenen haben.
- Ältere Menschen mit Diabetes sollten jährlich hinsichtlich kognitiver Störungen gescreent werden, um eine frühzeitige Diagnose und Behandlung zu ermöglichen und Diabetes-assoziierte Komplikationen zu vermeiden.
- Das Therapieverständnis und die Fähigkeit zur selbständigen Durchführung der Therapie (kognitiv, sensomotorisch, psychisch) sollten regelmäßig überprüft werden. Um die Behandlungszufriedenheit zu steigern, sollte die Therapie individuell in Absprache mit dem Betroffenen angepasst werden.
- Die Unterstützung und Schulung der Pflegenden/Angehörigen hinsichtlich ihres Diabeteswissens zur Diabetesbehandlung im Alter ist von großer Bedeutung im Alltag der Betroffenen.
- Bevorzugt werden sollten einfache Therapieschemata mit vermindertem Hypoglykämierisiko, um die Selbsthilfefähigkeit der Betroffenen möglichst lange zu erhalten und Polypharmazie zu verhindern.
- Wichtigste Therapieziele sind der Erhalt von Lebensqualität, die Vermeidung von Hypoglykämien, die Verringerung der Belastungen durch die Therapie, die Reduktion möglicher Medikamentenwechselwirkungen (Vermeidung von Polypharmazie) sowie die Vermeidung von chronischer Hyperglykämie und damit einhergehenden Symptomen (Wernecke, Bahrmann 2020).

Beispiel

Herr Hubers Vergesslichkeit und Unaufmerksamkeit, der gestiegene HbA1c-Wert, sein geringer Appetit, sein gestörter Schlaf-Wach-Rhythmus, die Unruhe und seine Schwierigkeiten mit dem Ausführen von komplexen Handlungen (Handhabung des Insulinpens) sowie seine Aggressivität können Frühwarnzeichen einer demenziellen Erkrankung sein. Er hat aufgrund seines langjährigen Typ-2-Diabetes und seiner Hypertonie ein erhöhtes Risiko, an Demenz zu erkranken. Das Vorliegen von diabetischer Retinopathie und Nephropathie als Ausdruck mikrovaskulärer Komplikationen ist ein Prädiktor sowohl für eine kognitive Beeinträchtigung wie auch für eine Demenz. Differenzialdiagnostisch sollte neben weiteren körperlichen Ursachen für die Symptomatik vor allem eine Depression (»Pseudodemenz«) abgeklärt werden, die ein ähnliches klinisches Bild zeigen kann. Da Herr Huber morgens und abends zu den Mahlzeiten ein Mischinsulin erhält, muss darauf geachtet werden, dass er regelmäßig isst und seinen Blutzucker kontrolliert. Um ihm dies zu erleichtern, wurde ein Blutzuckermessgerät mit Erinnerungsfunktion angeschafft und regelmäßige Zeiten für das Blutzuckermessen vereinbart.

Literatur

Arbeitsgemeinschaft Wissenschaftlich Medizinischer Fachgesellschaften (2016) S3-Leitlinie. Demenzen: Langversion. Online abrufbar unter: https://www.awmf.org/uploads/tx_szleitlinien/038-013l_S3-Demenzen-2016-07.pdf [zuletzt aufgerufen am 06.06.2023]

Arbeitsgemeinschaft Wissenschaftlich Medizinischer Fachgesellschaften (2022) S3-Leitlinie. Unipolare Depression: Langversion. Online abrufbar unter: https://register.awmf.org/de/leitlinien/detail/nvl-005 [zuletzt aufgerufen am 06.06.2023]

Bahrmann A, Bahrmann P, Baumann J et al. (2018) S2k-Leitlinie Diagnostik, Therapie und Verlaufskontrolle des Diabetes mellitus im Alter. Diabetologie und Stoffwechsel 13(05): 423–489

Bahrmann A, Bahrmann P, Kubiak T et al. (2012) Diabetes and dementia. Z Gerontol Geriatr. 45: 17–22

Biessels GJ, Whitmer RA (2020) Cognitive dysfunction in diabetes: how to implement emerging guidelines. *Diabetologia* 63(1): 3–9

Cheng G, Huang C, Deng H et. al. (2012) Diabetes as a risk factor for dementia and mild cognitive im-pairment: a meta-analysis of longitudinal studies. Intern Med J 42(5): 484–91

Cheng G, Huang C, Deng H, Wang H (2012) Diabetes as a risk factor for dementia and mild cognitive impairment: a meta-analysis of longitudinal studies. Intern Med J 42(5):484–491

Cukierman T, Gerstein HC, Williamson JD (2005) Cognitive decline and dementia in diabetes – systematic overview of prospective observational studies. Diabetologia 48(12): 2460–2469

Gilsanz P, Schnaider Beeri M, Karter AJ et al. (2019) Depression in type 1 diabetes and risk of dementia, Aging & Mental Health, 23:7, 880–886

Katon W, Pedersen HS, Ribe AR et al. (2015) Effect of Depression and Diabetes Mellitus on the Risk for Dementia. JAMA Psychiatry 72(6): 612–619

Kulzer B, Albus C, Herpertz S et al. (2013) S2-Leitlinie Psychosoziales und Diabetes (Teil 1). Diabetologie und Stoffwechsel 8(3): 198–242

Lacy ME, Gilsanz P, Karter AJ, Quesenberry CP et al. (2018) Long-term Glycemic Control and Dementia Risk in Type 1 Diabetes. Diabetes Care 41(11): 2339–2345

Leonard BE (2007) Inflammation, depression and dementia: are they connected? Neurochem Res 32(10):1749–1756

Leyhe T, Reynolds CF, Melcher T et al. (2017) A common challenge in older adults: classification, overlap, and therapy of depression and dementia. Alzheimers Dement. 13: 59–71

Munshi MN (2017) Cognitive dysfunction in older adults with diabetes: what a clinician needs to know. Diabetes Care 40:461–467

Okereke OI, Kang JH, Cook NR et al. (2008) Type 2 diabetes mellitus and cognitive decline in two large cohorts of community-dwelling older adults. J Am Geriatr Soc. 56(6):1028–1036

Pal K, Mukadam N, Petersen I et al. (2018) Mild cognitive impairment and progression to dementia in people with diabetes, prediabetes and metabolic syndrome: a systematic review and meta-analysis. Soc Psychiatry Psychiatr Epidemiol. 53(11): 1149–1160

Petersen RC, Lopez O, Armstrong MJ et al (2018) Practice guideline update summary: mild cognitive impairment: report of the guideline development, dissemination, and implementation subcommittee of the American Academy of Neurology. Neurology 90:126–13

Smolina K, Wotton CJ, Goldacre MJ (2015) Risk of dementia in patients hospitalised with type 1 and type 2 diabetes in England, 1998–2011: a retrospective national record linkage cohort study. Diabetologia 58: 942–950

Velayudhan L, Poppe M, Archer N et al. (2010) Risk of developing dementia in people with diabetes and mild cognitive impairment. Br. J. Psychiatry. 196: 36–40

Wernecke J, Barmann A (2020) Diabetes im Alter. Geriatrie up2date; 2(1): 1–12. Georg Thieme Verlag.

Winblad B, Palmer K, Kivipelto M et al. (2004) Mild cognitive impairment – beyond controversies, towards a consensus: report of the International Working Group on Mild Cognitive Impairment. J Intern Med; 256: 240–6

World Health Organisation (1993) The ICD-10 classification of mental and behavioural disorders. Clinical descriptions and diagnostic guidelines. Genf: WHO.

World Health Organization (2019) WHO Guidelines. Risk reduction of cognitive decline and dementia. Online abrufbar unter: https://www.who.int/publications/i/item/9789241550543 [zuletzt aufgerufen am 06.06.2023]

Yaffe K, Blackwell T, Kanaya AM et al. (2004) Diabetes, impaired fasting glucose, and development of cognitive impairment in older women. Neurology 63: 658–663

Zeyfang A, Wernecke J, Bahrmann A (2019) Diabetes mellitus im Alter. Diabetologe 15: 250–257

3.7 Psychologische Aspekte

Susan Clever

Dank neuerer Behandlungsmethoden und Vorsorgeprogramme haben Menschen mit Diabetes eine realistische Chance, relativ gesund alt zu werden. Diese positive Entwicklung kann allerdings bedeuten, dass viele Betroffene im Alter eine bisher gut eingeübte, aber komplexe Therapie mit nachlassender kognitiver Flexibilität bis hin zu demenziellen Entwicklungen bewältigen müssen. Es bedeutet auch für ihre Behandler eine besondere Vigilanz: kann der Patient die Algorithmen und die Geräte noch beherrschen? Ist das Verhalten, das ich in der Sprechstunde erlebe, eine Fassade? Wie kann ich dafür sorgen, dass der Patient nicht durch eine Vereinfachung der Therapie verwirrt wird? Die Ambivalenz des einfühlsamen Behandlers besteht darin, den Patienten nicht beschämen und auf der anderen Seite nur eine sichere und erfolgsversprechende Therapie verordnen zu wollen. Stellt er um auf eine einfache Therapie und hofft, dass es gut geht? Lässt er den Patienten die Würde seiner Fassade und hofft, dass es gut geht?

Bei der leichten kognitiven Störung (F06.7) treten Gedächtnis- und Lernschwierigkeiten auf. Die Fähigkeit, sich längere Zeit auf eine Aufgabe zu konzentrieren, ist gemindert. Bei dem Versuch, Aufgaben zu lösen, wird eine geistige Ermüdung erlebt. Objektiv erfolgreiches Lernen wird subjektiv als schwierig empfunden. Keines dieser Symptome ist so schwerwiegend, dass die Diagnose einer Demenz (F00–F03) oder eines Delirs

(F05) gestellt werden kann. Alltagsaufgaben können generell weiterhin ohne Einschränkung erledigt werden. In dieser Phase merken die Betroffenen selbst, dass sie vergesslich werden. Sie schreiben Notizen, organisieren Erinnerungen in Handys, lassen Angehörige Medikamente stellen oder beim Arztbesuch dabei sein, damit sie sicher gehen können, dass sie alles richtig verstanden haben.

Lassen die kognitiven Funktionen weiter nach, kann das Problem der Anosognosie, der Verlust an Krankheitseinsicht, auftreten. Bei Patienten mit einer Demenz ist es nicht mehr möglich, eine Veränderung ihrer Therapie in Anpassung an ihre eingeschränkten Möglichkeiten zu thematisieren. Die Betroffenen sind sich nicht bewusst, dass sie vieles nicht mehr beherrschen. Wie ein Schwerhöriger, der den Fernseher immer lauter stellt und sich beschwert, dass seine Mitmenschen »nuscheln«, können Menschen mit einer demenziellen Entwicklung die Rückmeldungen der Umwelt, wenn sie Fehler in der Therapieführung machen, gereizt und verständnislos aufnehmen, sogar paranoid verarbeiten, wodurch keine Hilfe mehr angenommen wird.

Kognitive Dysfunktion ist assoziiert mit schlechter Diabeteskontrolle (Munshi et al. 2006). Mit Zunahme der kognitiven Einschränkung gehen die Fähigkeiten zur Planung, Organisation und Ausführung von Therapieregimen verloren (Elliot et al. 2015, Arlt et al. 2008). Ältere Menschen mit Diabetes haben auch ein hohes Risiko für nichtdiagnostizierte kognitive Dysfunktion, Depression und funktionelle Einschränkungen (Yang 2006). Die Diabetestherapie im Alter wird nicht einfacher: funktionelle Einschränkungen wie eine Retinopathie oder eine Cheiroarthropathie erschweren die Handhabung der Geräte oder die Selbstfürsorge der Füße. Die Entwicklung einer Gastroparese oder einer Hypoglykämiewahrnehmungsstörung kann die Steuerung des Stoffwechsels empfindlich stören. Diese Veränderungen erfordern eine Flexibilität im Umgang mit der Therapie, die aufgrund der kognitiven Entwicklung im Alter eventuell nicht mehr verfügbar ist. Bei einer Erstmanifestation im hohen Alter werden einfachere Insulinschemata und höhere Zielwerte empfohlen. Bei Patienten, die sich viele Jahre, vielleicht sogar seit der Kindheit, selbst mit Insulin behandelt haben, kann eine Therapieänderung ohne Einsicht und eventuell gegen den Willen der Patienten sowohl medizinisch gefährlich wie auch psychisch destabilisierend sein (ebd.). Sie benutzen die neu verschriebenen Insuline parallel zur alten Therapie, z. B. korrigieren sie mit Mischinsulin oder spritzen die alten Insuline nach der verordneten Menge für das neue Insulin. Appetitlosigkeit kann die Wahrscheinlichkeit von protrahierten Hypoglykämien erhöhen, die neben der Sturzgefahr auch die kognitive Leistungsfähigkeit über die akute Phase der Unterzuckerung hinaus nachhaltig verschlechtern können. Wird das Insulin vergessen oder werden Alarme bei neueren Blutzuckermesssystemen als irritierend und nicht als handlungsleitend verarbeitet oder treten akute Infektionen auf, z. B. durch nicht bemerkte neuropathische Fußulzera, kann eine akute Hyperglykämie mit Dehydrierung die kognitive Situation rasch verschlechtern. Durch einen Teufelskreis aus Therapiefehlern, Stoffwechselentgleisungen und Verwirrung kann ein vor kurzem in der Praxis geordnet wirkender Patient innerhalb von Stunden verwirrt, entgleist, paranoid und verwahrlost aufgefunden werden.

Wenn funktionelle Einschränkungen als Kontrollverlust und Zeichen von Minderwertigkeit interpretiert werden, reagieren die Betroffenen mit depressiven Symptomen (Yang 2006, Fiske et al. 2009). Sie erleben sich als weniger effektiv, schätzen ihre Fähigkeit, wirksam zu handeln, niedriger ein. Sie reduzieren ihre bisher üblichen Aktivitäten, vermeiden Aufgaben, die sie befürchten, nicht bewältigen zu können. Der daraus entstehende Verlust an regelmäßigem Engagement im Alltag kann eine weitere Verschlechterung von Fertigkeiten und assoziierter Selbstwirksamkeit mit sich ziehen. Subjektive Selbstwirksamkeit ist mit Therapieadhärenz negativ assoziiert (Steed et al. 2014, Plotnikoff et al. 2010, Dailey et al. 2001, Zulman et al. 2012, Venkataraman et al. 2012). Soziale Unterstützung kann als übertrieben und beschämend erlebt werden, was sich negativ auf das Selbstwertgefühl und somit depressiogen auswirken kann, besonders dann, wenn die eigene bisherige Unabhängigkeit einen hohen subjektiven Wert hat.

Für viele Menschen, die ihren Diabetes über Jahre bis Jahrzehnte allein bewältigt haben, ist aber auch die Art, wie sie sich behandeln, emotionaler Bestandteil ihres bisherigen Lebens. Chronische Erkrankungen bedeuten eine Fremdbestimmung im Leben der Betroffenen, umso mehr, je invasiver die Therapie ist. Ein großer Vorteil der modernen, empowermentorientierten Diabetesbehandlung ist das hohe Maß an Selbstbestimmung und Unabhängigkeit, die sie ermöglicht. Selbst überlegte niedrige Ziel-

3.7 Psychologische Aspekte

werte oder komplexe Therapieformen wie Pumpen oder – das wird die Zukunft zeigen – Loopen können hochpositiv besetzte Teile des Selbstverständnisses, gar identitätsstiftend sein. Viele Menschen mit Diabetes haben ihren Umgang mit der chronischen Erkrankung über Jahre darüber definiert, was sie trotz der Erkrankung und ihrer Therapie leisten können. Diese Kompensation kann im Laufe des Alterungsprozesses schmerzhaft zusammenbrechen. Sie können erstmalig mit den Gefühlen konfrontiert werden, die sie bei der Erstmanifestation durch Leistungen verdrängt haben. Die Empfehlung von höheren Zielwerten kann bedeuten, meine Lebenszeit ist kurz, es hat mit mir keinen Sinn mehr. Der Versuch einer Vereinfachung der Therapie kann als Wegnahme verarbeitet, beschämend oder sogar paranoid interpretiert werden. Das Gespräch über zusätzliche Hilfen oder Therapievereinfachungen sollte aus diesen Gründen besonders sensibel und behutsam gestaltet werden.

Vor diesem Hintergrund wird deutlich, dass es psychisch prognostisch günstiger ist, wenn ein Mensch sich möglichst lange als unabhängig, wirksam und selbstbestimmt erlebt. Die Vereinfachung der Therapie im Alter ist dann schwierig, wenn der Betroffene sich selbst versorgt und weiterhin versorgen möchte und wenn keine Einsicht in seine kognitiven Einschränkungen besteht (Arlt et al. 2008). Mit einer leichten kognitiven Störung ist der Patient eher in der Lage, neue Therapieformen zu verstehen und einzuüben. Er kann seine Verluste wahrnehmen und ansprechen. Durch diese Krankheitseinsicht können unterstützende Angebote, wie einfachere technische Lösungen oder vereinfachte Therapien, besprochen werden. Spätestens in dieser Phase ist es wichtig, die Wünsche des Patienten für den Fall einer weiteren kognitiven Verschlechterung in Erfahrungen zu bringen. Menschen neigen dazu, eher Therapien beständig umzusetzen, wenn sie an der Entscheidung beteiligt sind. Es empfiehlt sich dieses Thema rechtzeitig anzusprechen, damit der Betroffene weiterhin die Gestaltung seiner Behandlung aktiv mitbestimmen kann und noch in der Lage ist, die erforderliche Flexibilität aufzubringen. Wie bei der Patientenverfügung sollten Menschen mit Diabetes für diese Problematik frühzeitig sensibilisiert und ihre Wünsche für später festgehalten werden: wie soll die Therapie sein, wann soll die Umstellung stattfinden, was soll passieren, wenn der Behandler merkt, der Patient kann die Entscheidung nicht mehr selbst treffen? Für alle Beteiligten kann diese Vorabvereinbarung eine Erleichterung bedeuten, sodass auch alte Menschen, die es durch jahrzehntelange Mühe geschafft haben, mit ihrem Diabetes alt zu werden, weiterhin Würde und Selbstbestimmung in ihrer Behandlung erleben.

Merke

Bei Diabetes im Alter können kognitive, soziale und funktionelle Einschränkungen die Therapie des Diabetes erheblich einschränken. Es empfiehlt sich, die Wünsche der Patienten und auftretende Barrieren einer erfolgreichen Therapie rechtzeitig anzusprechen, damit der Betroffene weiterhin die Gestaltung seiner Behandlung aktiv mitbestimmen kann und noch in der Lage ist, die erforderliche Flexibilität aufzubringen.

Literatur

Arlt et al. (2008) Adherence to medication in patients with dementia: predictors and strategies for improvement. Drugs Aging;25(12):1033–47

Dailey G, Kim MS, Lian JF (2001) Patient compliance and persistence with antihyperglycemic drug regimens: evaluation of a medicaid patient population with type 2 diabetes mellitus. Clin Ther;23(8):1311–20.

Elliot et al. (2015) Ability of older people with dementia or cognitive impairment to manage medicine regimens: a narrative review., Curr Clin Pharmacol, 2015;10(3):213–21

Fiske A, Wetherell JL, Gatz M (2009) Depression in older adults. Annu Rev Clin Psychol;5:363–89.

Munshi M et al. (2006) Cognitive dysfunction is associated with poor diabetes control in older adults. Diabetes Care;29(8):1794–9.

Plotnikoff RC, Lippke S, Trinh L et al. (2010) Protection motivation theory and the prediction of physical activity among adults with type 1 or type 2 diabetes in a large population sample. Br J Health Psychol; 15:643–61.

Steed L, Barnard M, Hurel S et al. (2014) How does change occur following a theoretically based self-management intervention for type 2 diabetes. Psychol Health Med;19(5):536–46.

Venkataraman K, Kannan AT, Kalra OP et al. (2012) Diabetes self-efficacy strongly influences actual control of diabetes in patients attending a tertiary hospital in India. J Community Health;37(3):653–62.

Yang Y (2006) How does functional disability affect depressive symptoms in late life? The role of perceived social support and psychological resources. J Health Soc Behav;47(4):355-72.

Zeyfang A, Feucht I (2013) Diabetes mellitus im Alter – Lebenszeit muss lebenswert sein. In: Petrak F, Herpertz S (Hrsg.) Psychodiabetologie. Berlin: Springer Verlag.

Zulman DM, Rosland AM, Choi H (2012) The influence of diabetes psychosocial attributes and self-management practices on change in diabetes status. Patient Educ Couns;87(1):74-80.

3.8 Sondenkost bei Diabetes und Schluckstörungen

Anke Bahrmann

Für ältere Menschen (funktionell leicht abhängige und stark abhängige Patienten) ist Untergewicht und Mangelernährung ein größeres Problem. Ein Gewichtsverlust geht unabhängig von allen Co-Variablen mit einer erhöhten Sterblichkeit einher. Neben den kognitiven Störungen stellen Einschränkungen der Kaufunktion einen wichtigen Risikofaktor für Fehlernährung und damit auch für Komplikationen bei der Behandlung des Diabetes im Alter dar. Das Risiko für eine potenzielle Mangelernährung liegt vor bei anhaltender reduzierter Nahrungsaufnahme (ca. < 50 % des Bedarfs für mehr als drei Tage) oder wenn mehrere Risikofaktoren gleichzeitig vorliegen, die entweder die Essmenge reduzieren oder den Energie- und Nährstoffbedarf nennenswert erhöhen. Das Risiko der Mangelernährung kann z. B. mittels Mini Nutritional Assessment (MNA) erfasst werden. Bei untergewichtigen Patienten sollten die Ursachen geklärt und wenn möglich behoben werden (Bahrmann et al. 2018).

Enterale und parenterale Ernährung: Ziel der Maßnahme ist die Bereitstellung ausreichender Mengen an Energie, Protein, Mikronährstoffen und Flüssigkeit, um den Bedarf zu decken und den Ernährungszustand zu erhalten oder zu verbessern (Leitlinien für akut kranke geriatrische Patienten und Pflegeheimbewohner – hospitalisiert oder ambulant). Diese

Empfehlungen der Leitlinie gelten nicht für Menschen, die sich in der unmittelbaren Sterbephase befinden (ebd.). Demenz rechtfertigt nicht die Anlage einer PEG-Sonde. Ursachen für die Anlage einer PEG-Sonde können z. B. ein Schlaganfall mit relevanter Schluckstörung sein.

Bei Patienten mit Diabetes, die eine Sondenkost via PEG-Sonde (perkutane endoskopische Gastrostomie) erhalten, sollte man zunächst die Ernährungsgewohnheiten, d. h. die Art der Kost (Energiegehalt, Kohlenhydratanteil) und Applikationsmodus klären. Es gibt sowohl kontinuierliche Applikationen (langsam, über Stunden laufend) als auch Bolusapplikationen der Sondenkost (3 × tgl. mit hoher Infusionsgeschwindigkeit, ähnlich den Hauptmahlzeiten). Je nach Applikationsform kann die Therapie des Diabetes mellitus festgelegt werden. Sollte eine Insulintherapie bei Diabetes zur Erreichung des individuellen Therapieziels notwendig sein, empfiehlt sich bei kontinuierlicher Applikation der Sondenkost z. B. die Gabe eines langwirksamen Basalinsulinanalogas, bei Bolusapplikationen die Gabe von kurzwirksamen Insulinen ähnlich einer supplementären Insulintherapie Die Gabe von oralen Antidiabetika ist nicht empfehlenswert, da die Tabletten via Sonde nicht sicher zugeführt werden können und die Wirkung schlecht steuerbar ist (Hodeck und Bahrmann 2014).

Liegt eine diabetische Gastroparese mit verzögerter Magenentleerung vor, bei der trotz Ausschöpfung aller übrigen (inkl. medikamentösen) Maßnahmen die Einstellung des Blutzuckers nicht möglich ist, kann die kontinuierliche jejunale Applikation einer Sondennahrung zu einer verbesserten Blutzuckereinstellung führen. Da bei jejunaler Sondenlage jedoch die Reservoirfunktion des Magens entfällt, sollte eine kontinuierliche Gabe der Sondenkost erfolgen. Eine spezielle Sondenkost bei Diabetes wird nach den aktuellen Leitlinien der Deutschen Diabetesgesellschaft nicht empfohlen.

Ein häufiges Problem bei enteraler Ernährung ist Diarrhoe, die u. a. durch zu rasche Steigerung der Kostmenge, bakterielle Kontamination der Nahrung, zu hohen Laktosegehalt, zu große Volumina oder zu kalte Sondenkost, aber auch durch pathologisch veränderte Darmflora verursacht werden kann. Bei einigen Patienten steigen unter hochkalorischer Kost die Leberwerte an, meist kehren sie jedoch spontan in den Normalbereich zurück. Bei enteraler Ernährung sollten der Allgemeinzustand sowie das Gewicht des Patienten häufig kontrolliert und auf eventuellen

Reflux, Darmgeräusche, Stuhlverhalten und Flatulenz geachtet werden (Hodeck und Bahrmann 2014).

> **Merke**
>
> Bei Patienten mit Diabetes, die eine Sondenkost via PEG-Sonde (perkutane endoksopische Gastrostomie) erhalten, sollte man zunächst die Ernährungsgewohnheiten, d. h. die Art der Kost (Energiegehalt, Kohlenhydratanteil) und den Applikationsmodus klären. Eine spezielle Sondenkost bei Diabetes wird nach den aktuellen Leitlinien der Deutschen Diabetesgesellschaft nicht empfohlen.

Literatur

Bahrmann A et al. (2018) S2k- Leitlinie Diagnostik, Therapie und Verlaufskontrolle des Diabetes mellitus im Alter. AWMF-Register-Nr.: 057–017, Diabetologie und Stoffwechsel; 13:423–492.
Hodeck K, Bahrmann A (2014) Pflegewissen Diabetes. Springer Verlag, Heidelberg.

3.9 Multimedikation

Anke Bahrmann

Multimedikation ist ein Phänomen, das umso häufiger auftritt, je mehr Krankheiten ein Patient hat und je älter er ist. Wenn dies sechs oder mehr Medikamente sind, spricht man typischerweise von Multimedikation. Jede Leitlinie empfiehlt circa drei Arzneimittel; nach einer Studie von van den Akker et al. (1998) haben über 80 Jahre alte Patienten durchschnittlich mehr als drei Diagnosen, die dann »leitliniengerecht« zur Verordnung von (mehr als) $3 \times 3 \approx 10$ Arzneimitteln pro Patienten führen. Die Wahrscheinlichkeit, dass ein Patient ungeeignete (potenziell inadäquate) Medikation erhält, steigt bei Multimedikation (Bahrmann 2018). Zur Vermeidung von Multimedikation sollten zur Erreichung des Therapieziels bei multimorbiden Menschen mit Diabetes mellitus maximal zwei orale Antidiabetika kombiniert werden und nur in Ausnahmefällen eine Dreifachkombination in Erwägung gezogen werden. Eine Umstellung auf eine Insulintherapie sollte rechtzeitig erfolgen, da auch funktionelle und kognitive Fähigkeiten im Alter abnehmen können. Oftmals ist das Erlernen der Insulintherapie auch im hohen Lebensalter gut möglich, wenn die Teilnahme an einem entsprechenden altengerechten strukturierten Schulungs- und Behandlungsprogramm erfolgt (▶ Kap. 2.3).

Als Orientierungshilfe zur Vermeidung von Multimedikation kann neben reinen Negativlisten wie z. B. die PRISCUS-Liste (Holt et al. 2010) das Forta (= Fit for the Aged) Klassifikationssystem herangezogen werden. Dieses berücksichtigt positive und negative Nutzen-Risiko-Bewertungen verschiedener Arzneimittel (Wehling und Burkhardt 2016). Ein Problem entsteht für Menschen mit Diabetes, wenn sich unter den anderen Medikamenten solche befinden, die den Blutglukosespiegel erhöhen. Dies können z. B. Kortison- oder Kortisonabkömmlinge sein. Menschen mit Diabetes, die ß-Blocker einnehmen, sollten auch über eine Veränderung oder Abschwächung der Hypoglykämiewarnsymptome aufgeklärt werden. Für die Sicherheit der Arzneimitteltherapie spielt auch die Nierenfunktion eine große Rolle. Ist diese eingeschränkt, müssen viele Medikamente in ihrer Dosis reduziert werden. Kontrollen der Nierenfunktion sollten daher bei Menschen mit Diabetes mindestens einmal im Jahr erfolgen, ggf. auch häufiger. Wichtig bei dem Versuch, Multimedikation zu begrenzen, ist eine gute Aufklärung des Patienten und der Angehörigen über mögliche Risiken zusätzlicher Medikamente, eine kritische Prüfung der Notwendigkeit neuer Arzneimittel sowie die wiederholte Durchsicht der laufenden, regelmäßigen Medikamente auf Angemessenheit, Dosierung und Dauer der Behandlung (Thiem 2014).

Neben der Überversorgung mit Medikamenten sind ältere Menschen auch von einer Unterversorgung mit wichtigen symptomlindernden und lebensqualitätserhaltenden Medikamenten betroffen. Eine Unterversorgung findet sich v. a bei kardioprotektiven Medikamenten (AWMF 2021).

Auch vermeintlich einfache Handhabungen in der Diabetestherapie, wie z. B. Tabletten aus Blisterpackungen herausdrücken, sollten trainiert und regelmäßig überprüft werden, denn ca. 10% der über 80-Jährigen kann dies aufgrund funktioneller Defizite wie z. B. Fingergelenksarthrosen nicht umsetzen (Nikolaus et al. 1996). Eine gute und enge Zusammenarbeit zwischen Betroffenen, Pflegenden, Angehörigen, behandelnden Ärzten und Apothekern ist hierbei zentral.

> **Merke**
>
> Multimedikation bedeutet die Einnahme von sechs oder mehr Medikamenten. Zur Vermeidung von Multimedikation sollte das Nutzen-Risiko-Verhältnis der einzunehmenden Arzneimittel regelmäßig kritisch auf Dosierung (z. B. bei veränderter Nierenfunktion), Dauer und Angemessenheit überprüft werden.

Literatur

AWMF Hausärztliche Leitlinie Multimedikation 2021: 053–043 l_S3_Multimedikation_2021–08.pdf (awmf.org), Zugriff 27.10.2022

Bahrmann A, Bahrmann P, Baumann J et al. (2018) S2k-Leitlinie Diagnostik, Therapie und Verlaufskontrolle des Diabetes mellitus im Alter. *Diabetologie und Stoffwechsel, 13(05)*, 423–489.

Holt S, Schmiedl S, Thürmann PA (2010) Potentially inappropriate medications in the elderly: the PRISCUS list. Dtsch Arztebl Int. Aug;107(31–32):543–51.

Nikolaus T, Kruse W, Bach M et al. (1996) Elderly patients problems with medication. An in-hospital and follow-up study. Eur J Clin Pharmacol, 49;255–259.

Thiem U (2014) Multimedikation in Hodeck K, Bahrmann A. Pflegewissen Diabetes. Springer, Heidelberg.

Van den Akker M et al. (1998) Multimorbidity in general practice: prevalence, incidence, and determinants of co-occurring chronic and recurrent diseases. J Clin Epidemiol 51:367–375

Wehling M, Burkhardt H (2016) Arzneimitteltherapie für Ältere, 4. Aufl. Springer, Heidelberg.

Zeyfang A, Bahrmann A et al. (2019) Praxisempfehlungen der Deutschen Diabetesgesellschaft: Diabetes mellitus im Alter; 14: 2017–213

3.10 Palliative Therapie

Anke Bahrmann

Palliativmedizin ist nach den Definitionen der WHO und der Deutschen Gesellschaft für Palliativmedizin die aktive, ganzheitliche Behandlung von Patienten mit einer progredienten, weit fortgeschrittenen Erkrankung und einer begrenzten Lebenserwartung zu der Zeit, in der die Erkrankung nicht mehr auf eine kurative Behandlung anspricht und die Beherrschung von Schmerzen, anderen Krankheitsbeschwerden, psychologischen, sozialen und spirituellen Problemen höchste Priorität besitzt.

Im Rahmen der letzten Lebensphase eines Menschen mit Diabetes müssen die Therapieziele und die dazu notwendige Therapie überdacht und angepasst werden. Prinzipiell sollten hypo- und hyperglykämische Komplikationen einschließlich Dehydratation, Wundheilungsstörungen und hyperglykämisches, hyperosmolares Koma vermieden werden.

Eine spezielle Diabetestherapie hat nicht mehr oberste Priorität, sondern sollte im Rahmen der Symptomkontrolle und zur Erhaltung der Lebensqualität geführt werden.

Blutglukose-Kontrollen sind in der letzten Lebensphase nur unter Sonderbedingungen, z. B. bei dem Einsatz von Glucocorticosteroiden sowie einem hohen Risiko für das Auftreten von Hypoglykämien, durchzuführen (International Diabetes Federation (IDF) 2014). Eine Bestimmung des HbA1c zur Therapiekontrolle ist in der letzten Lebensphase nicht mehr notwendig (ebd.).

Hat die Sterbephase begonnen, sollen unter weiterer Beachtung des Patientenwillens alle »medizinischen, pflegerischen und physiotherapeutischen Maßnahmen, die nicht dem Therapieziel bestmöglicher Lebensqualität dienen«, weder eingeleitet noch fortgeführt werden. »Die Messung und Dokumentation von Blutdruck, Puls, Atemfrequenz, Blutglukose, Sauerstoffsättigung und Körpertemperatur sollen, wenn kein Nutzen im Hinblick auf Symptomlinderung besteht, beendet werden« (Leitlinienprogramm Onkologie 2015).

»Auf einige Medikamente, die in anderen Phasen der Erkrankung sinnvoll waren, kann man in der Sterbephase verzichten. Hierzu gehören

z. B. Antibiotika, Antidepressiva, Antikoagulantien, Chemotherapeutika oder andere tumorspezifische Medikamente, Diuretika, Insuline, Kardiaka, Kortikosteroide, Laxantien, Sauerstoff oder auch Blutprodukte« (International Diabetes Federation (IDF) 2014, Leitlinienprogramm Onkologie 2015). Darüber hinaus empfiehlt die IDF, auf Blutglukose-senkende Medikamente allgemein zu verzichten.

Die Einschätzung der palliativen Situation eines älteren Menschen mit Diabetes kann mit zwei Indikator-Fragen erfolgen:

- Liegt eine fortgeschrittene chronische Erkrankung, eine progrediente lebensbedrohende Diagnose oder beides vor?
- Wären Sie überrascht, wenn der ältere Mensch mit Diabetes in den kommenden 6–12 Monaten versterben würde?

Die Indikation für eine Dialyse im fortgeschrittenen Alter und bei eingeschränktem Funktionsstatus sollte streng gestellt, genau abgewogen und mit dem älteren Menschen mit Diabetes besprochen werden. Entscheidet sich der ältere Mensch mit Diabetes gegen die Dialyse, sollte eine gute Symptomkontrolle im Vordergrund stehen.

Eine besondere Situation stellt der Typ-1-Diabetes mellitus in der palliativen Situation dar. Hier muss genau abgewogen werden, ob und, wenn ja, wann das Insulin abgesetzt werden darf. Dies hängt von der geschätzten Lebenserwartung und den aktuellen Symptomen ab. In einer palliativen Situation sollte bei Menschen mit Typ-1-Diabetes zur Optimierung der Lebensqualität eine Vereinfachung der Insulintherapie durchgeführt werden. Dies kann z. B. die Umstellung einer intensivierten Insulintherapie mit multiplen Injektionen auf eine rein basale Insulintherapie sein. So kann die Anzahl der Injektionen reduziert werden, gleichzeitig aber eine Ketoazidose mit entsprechenden Symptomen vermieden werden. Bei Typ-1-Diabetes mellitus kann auch ein Verzicht auf Insulin wie oben genannt in der unmittelbaren Sterbephase in Erwägung gezogen werden.

Bei jedem Menschen ist eine Information über das Festlegen ihrer persönlichen Wünsche in einer Patientenverfügung sinnvoll.

> **Merke**
>
> Eine spezielle Diabetestherapie hat in einer palliativen Situation nicht mehr oberste Priorität, sondern sollte zur Symptomkontrolle und Erhaltung der Lebensqualität durchgeführt werden.

Literatur

Bahrmann A et al. (2018) S2k- Leitlinie Diagnostik, Therapie und Verlaufskontrolle des Diabetes mellitus im Alter. AWMF-Register-Nr.: 057–017, Diabetologie und Stoffwechsel; 13:423–492.

International Diabetes Federation (IDF), Dunning T, Sinclair A et al. (2014) The IDF global guideline for managing older people with type 2 diabetes: Implications for nurses. Journal of Diabetes Nursing; 18(4):145–50.

Leitlinienprogramm Onkologie (2015) Palliativmedizin für Patienten mit einer nicht heilbaren Krebserkrankung, Langversion 1.1; 2015. Available from: http://leitlinienprogramm-onkologie.de/Palliativmedizin.80.0.html

4 Diabetes mellitus in der ambulanten und stationären Langzeitpflege

4.1 Pflege von älteren Menschen mit Diabetes

Susanne Grundke

Die Diabetesprävalenz steigt in Deutschland kontinuierlich an (Jacobs und Rathmann 2019). Gleichzeitig steigt die durchschnittliche Lebenserwartung. Simulationsrechnungen legen einen Anstieg der Pflegefallzahlen in allen Bundesländern nahe (Statistisches Bundesamt 2019, Institut der Deutschen Wirtschaft 2019). Bereits in den Jahren 2016 und 2017 war ein überproportionaler Anstieg der Pflegefälle (SGB XI) vor allem im ambulanten Bereich zu verzeichnen. Prospektiv ist mit steigender Inanspruchnahme ambulanter und (langzeit-)stationärer Pflege zu rechnen (BMG 2019, Flake et al. 2018).

Pflegefachkräften kommt eine zentrale Bedeutung in der Versorgung älterer Diabetiker zu. Etwa jeder vierte Bewohner in der langzeitstationären Altenpflege leidet an Diabetes mellitus (Wüest et al. 2016). Aber auch in die häusliche Pflege benötigen zunehmend mehr ältere Menschen Unterstützung bei der Umsetzung der Diabetestherapie und der Prävention von Folgekomplikationen (Flake et al. 2018, Munshi et al. 2016). Umso wichtiger sind der weitere Ausbau bedarfsgerechter, koordinierter Versorgung sowie die Beseitigung von Strukturmängeln, in deren Folge Versorgungsbrüche durch Über-, Unter- oder Fehlversorgung entstehen. Damit verbunden ist das Ziel, die Zusammenarbeit verschiedener ärztlicher und nichtärztlicher Gesundheitsberufe sowie Therapieberufe über verschiedene Versorgungsbereiche hinweg auf ein gemeinsam miteinander abgestimmtes Behandlungs-/Pflegeziel zu richten (DDG 2018, SVR 2018).

Chancen der Fortentwicklung der Zusammenarbeit zwischen Medizin und Pflege bestehen v. a. darin, die Fallplanung gemeinsam abgestimmt und orientiert an evidenzbasierten Versorgungsleitlinien/Expertenstandards zu gestalten[2]. Die häufigsten Fehlerquellen in der berufsgruppenübergreifenden Zusammenarbeit liegen in unzureichendem bzw. unsystematischer Informationsaustausch in der medizinisch-pflegerischen Zusammenarbeit, der Nichteinhaltung rechtlicher Verpflichtungen innerhalb der Kooperation zwischen Medizin und Pflege – insbesondere beim Sicherstellen der korrekten pflegerischen Umsetzung der ärztlich verordneten Arzneimitteltherapie – sowie in fehlenden oder unzureichenden pflegefachlichen Anpassungs- und Erhaltungsfortbildungen. Dies gefährdet den Behandlungserfolg und die Patientensicherheit gleichermaßen (Bahrmann et al. 2015, Grundke und Klement 2015 und 2018).

> **Chancen der Verbesserung der Zusammenarbeit zwischen Medizin und Pflege – ein Überblick**
>
> Abgestimmte Zusammenarbeit kooperierender Berufsgruppen auf Grundlage einer systematischen Kommunikation beeinflusst den Behandlungserfolg und die Patientensicherheit positiv:
>
> - In der gemeinsamen Fallplanung eine »gemeinsame Sprache« sprechen: evidenzbasierte Versorgungsleitlinien (AWMF) und Expertenstandards (DNQP) und die darin empfohlenen Assessmentinstrumente gemeinsam als Grundlage systematischer Situations- und Risikoeinschätzung nutzen;
> - Informationsaustausch im Rahmen von Entlassungs-/Überleitungsmanagement und im Rahmen von Hausbesuchen systematisch strukturieren;
> - gemeinsame Qualitätssicherung;
> - rechtlichen Verpflichtungen innerhalb der Kooperation einhalten und besonderes Augenmerk auf das Sicherstellen der korrekten

---

2 Die Schwerpunkte in der Pflege werden sehr ausführlich in der neu erschienenen S2-k Leitlinie zur »Diagnostik, Therapie und Verlaufskontrolle des Diabetes mellitus im Alter« beschrieben.

pflegerischen Umsetzung der ärztlich verordneten Arzneimitteltherapie legen;
- Beratungs- und Schulungsinhalte für Menschen mit Diabetes und deren Angehörige zwischen den unterschiedlichen Versorgungsebenen abstimmen, denn widersprüchliche Beratungsinhalte an unterschiedlichen Lernorten (Krankenhaus, Hausarztpraxis, ambulante Pflege) erodieren die Therapietreue der Patienten;
- Interdisziplinär ausgerichtete und regelmäßige Anpassungs- und Erhaltungsfortbildungen für die häufigsten Fehlerquellen in der berufsgruppenübergreifenden Zusammenarbeit (Grundke und Klement 2018).

4.1.1 Eine »gemeinsame Sprache« sprechen

Veränderte Selbstversorgungsfähigkeiten, kognitive Einschränkungen und Funktionseinschränkungen von Menschen mit Diabetes werden sowohl in der medizinischen als auch in der pflegerischen Versorgung systematisch erfasst (geriatrisches Assessment). Jede Berufsgruppe dokumentiert für sich zudem Wundheilungsverläufe, Schmerzzustände, die Ernährungssituation u.v.m. Ein häufiger Fehler in der berufsgruppenübergreifenden Kommunikation liegt jedoch darin, dass diese Informationen zu veränderten Versorgungs- und Unterstützungsbedarfen nicht gemeinsam erfasst und systematisch in einer »gemeinsamen Sprache« ausgetauscht werden. Dies kann zur Folge haben, dass wichtige Informationen zum Patienten verloren gehen und/oder Missverständnisse in der Übermittlung von Informationen zur Situations- und Risikoeinschätzung geschehen (Bahrmann et al. 2015, Grundke und Klement 2015 und 2018, Munshi et al. 2016).

Screening-/Assessmentinstrumente sollten möglichst gemeinsam und entsprechend der Empfehlungen der Versorgungsleitlinien (AWMF) sowie der Expertenstandards (DNQP) genutzt werden. Denn nur eine abgestimmte Situations- und Risikoeinschätzung zwischen den unterschiedlichen Versorgungsbereichen (v. a. primärärztliche Versorgung, Krankenhaus, ambulante, akut- und langzeitstationäre Pflege) birgt die Chance, Veränderungen der Selbstversorgungsfähigkeit und der Unterstützungsbedarfe des Patienten objektiviert (valide und reliabel) sowie verständigungsgesicherter auszutauschen. So können Veränderungen der Kognition, Mobilität, Schmerzen, Wundheilungsverläufe u. a. longitudinal über den Krankheitsverlauf und über die Versorgungsbereiche hinweg frühzeitig aufgedeckt werden; Schwierigkeiten im Therapiemanagement werden schneller erkannt und gemeinsam in der interdisziplinären Fallplanung berücksichtigt (Bahrmann et al. 2015, Grundke und Klement 2015 und 2018, Munshi et al. 2016).

Eine »gemeinsame Sprache« in der berufsgruppenübergreifenden kooperierenden Patientenversorgung finden

Gemeinsam genutzte Versorgungsleitlinien (AWMF) und Expertenstandards (DNQP) stellen ein zentrales Bindeglied und wichtiges Fundament der berufsgruppenübergreifenden gemeinsamen Patientenversorgung dar. Die kommunikative Verständigung im interdisziplinären Team wird insbesondere durch die miteinander abgestimmte Verwendung von Assessmentinstrumenten unterstützt. Dies objektiviert den Informationsaustausch zwischen den Versorgungsebenen und Leistungserbringern (eine »gemeinsame Sprache sprechen«) ermöglicht eine effiziente standardisierte Situations- und Risikoeinschätzung longitudinal im Krankheitsverlauf.

4.1.2 Informationsaustausch systematisieren und strukturieren

Der Informationsaustausch innerhalb der kooperativen Versorgung sollte systematisch und klar strukturiert sein, da in der Regel mehrere betreuende Ärzte an der Patientenversorgung beteiligt sind. Pflegefachkräften im ambulanten und stationären Pflegesetting sind ärztliche Stoffwechsel- und Therapieziele jedoch oftmals unbekannt. Damit fehlen Pflegefachkräften wichtige Informationen für die Pflegeprozessplanung. Sind Pflegefachkräfte in Unkenntnis der ärztlichen Behandlungsziele – beispielsweise Stoffwechselziele, Komorbiditäten und fallspezifisch mögliche diabetische

Akut- und Spätkomplikationen – fehlt ihnen damit die fachliche Einschätzungsgrundlage dazu, wann eine Situation fallspezifisch kritisch ist (Bahrmann 2018, DDG 2018, Grundke und Klement 2016).

Pflegeheimvisiten bieten die Möglichkeit zum systematischen Informationsaustausch sowie zur kooperativen Fallplanung zwischen Hausarzt und Pflegefachkräften:

Checkliste Regelvisite (Grundke und Klement 2016)

- Vorbefunde/Diagnosen besprechen
  - stellen Sie den Pflegefachkräften Vorbefunde (z. B. aktuelle Krankenhausentlassungsberichte oder wichtige Facharztbefunde) und Ihre ärztlichen Behandlungsdiagnosen zur Verfügung. Nur so lassen sich pflegerische Maßnahmen im Pflegeprozess effektiv planen (Pflegeschwerpunkte);
  - Fundament optimal geplanter pflegerischer Maßnahmen sind die vollständig dokumentierten ärztlichen Diagnosen und Verordnungen.
- Gemeinsame Aufnahmeuntersuchung/Erstvisite
  - Pflegefachkräfte verfügen über reiches Wissen an pflegebezogenen Assessmentinstrumenten, die Sie gemeinsam mit den Pflegenden nutzen können (z. B. Timed-up-and-go, L-Test, Barthel-Index, MMST, Demtect).
- Abstimmung der ärztlichen und pflegerischen Versorgung
  - vereinbaren Sie, welcher Ansprechpartner verbindlich verantwortlich ist, um die gemeinsame Visite durchzuführen;
  - vereinbaren Sie ein Intervall für Hausbesuche (Regelvisiten) gemeinsam mit den Pflegefachkräften;
  - vereinbaren Sie mit ausreichend Zeitvorlauf Termine/Visitenintervalle (Empfehlung: alle sechs Wochen in Anlehnung an Evaluationsintervall Pflegeakte);
  - legen Sie Zeiten fest, zu denen grundsätzlich keine Visiten geplant werden können;

- vereinbaren Sie, ob benötigte Medikamente/Verordnungen im Vorfeld an den Hausarzt (z. B. per Fax oder Anruf) übermittelt werden sollen und ggf. welche MFA Ansprechpartnerin ist);
- legen Sie die Bedarfsmedikation fest (Indikation, Maximaldosis, zeitliche Abstände zwischen den Vergaben);
- informieren Sie die Pflegefachkraft über mögliche Komplikationen im Krankheits-/Therapieverlauf, Neben-/Wechselwirkungen von Medikamenten;
- beraten Sie die Pflegefachkraft zur Planung der Pflege bei komplexen Krankheitsbildern, zu wichtigen Parametern der Patientenbeobachtung, zu Maßnahmen der Gesundheitsförderung und Handeln im Notfall;
- stellen Sie sicher, dass die Pflegefachkräfte in der Lage sind, delegierbare ärztliche Leistungen fachgerecht durchzuführen (§ 28 Abs. 1 S. 3 SGB V);
- dokumentieren Sie alle Anordnungen sorgfältig;
- vereinbaren Sie mit den Pflegefachkräften (schriftlich in der Pflegedokumentation), wie bei ungeplanten, akuten Ereignissen vorgegangen werden soll. Bedenken Sie dabei Ihre Erreichbarkeit und Ressourcen.

Strukturmängel im Überleitungsmanagement führen zu Versorgungsbrüchen durch Über-, Unter- oder Fehlversorgung. Der detaillierten Beschreibung der Behandlungspfade kommt eine zentrale Bedeutung für die schnittstellenübergreifende Patientenversorgung zu (DDG 2018, Morbach und Uebel 2007). Interprofessionell ausgerichtete Behandlungspfade (Clinical Pathways/Critical Pathways) verbessern die Patientensicherheit (SVR 2012).

Die Vernetzung einzelner Leistungssektoren mittels Integrierter Versorgung (IV-Verträge) gem. §140 ff SGB V verbessert das strukturierte Ineinandergreifen medizinischer, pflegerischer therapeutischer und sozialer Leistungsbereiche. Standardisierte Informationswege in festen Kooperationsstrukturen zwischen Ansprechpartnern mit geklärten Verantwortlichkeiten senken Gesundheitskosten und vermeidet unnötige Krankenhauseinweisungen (DDG 20118).

> **Systematischer und klar strukturierter Informationsaustausch innerhalb der kooperativen Gesundheitsversorgung und hin zum nachgelagerten Versorgungsort**
>
> Die Auftretenswahrscheinlichkeit von Versorgungsbrüchen steigt mit fehlender bzw. unvollständiger Übermittlung behandlungs- und versorgungsrelevanter Informationen an die sich anschließende ärztliche, und/oder pflegerische Versorgung. Insbesondere die frühzeitige strukturierte Übermittlung von (ggf. bei Entlassung veränderten) Unterstützungs- und Versorgungsbedarfen vulnerabler Patienten hinsichtlich der Alltags- und Krankheitsbewältigung, Hilfs- und Heilmittelversorgung, Medikamentenversorgung) ist im Entlassungs- und Überleitungsmanagement standardisiert und qualitätsgesichert zu gewährleisten.

4.1.3 Rechtlichen Verpflichtungen innerhalb der Kooperation einhalten

Die fachgerechte Umsetzung der ärztlichen Therapie durch Pflegefachkräfte bestimmt maßgeblich den ärztlichen Behandlungserfolg (Newell und Donne 2018). Für die gemeinsame Patientenversorgung von Medizin und Pflege gelten Delegationsgrundsatze (Instruktions-, Dokumentations- und Beratungspflicht) gegenüber den Pflegefachkräften. Pflegefachkräfte sind entsprechend der ärztlich geplanten Therapie zu instruieren, d. h. der anordnende Arzt muss entsprechend der ärztlichen Instruktionspflicht präzise zu Maßnahmen und deren Durchführung informieren.

Falsches oder verspätetes Handeln von Pflegefachkräften bezieht sich oftmals auf

- Erkennen von Stoffwechselentgleisungen (Hypoglykämie);
- Verständnis der Insulinregime und Berücksichtigung der unterschiedlichen Insulin-Wirkprofile im Pflegehandeln;

- sachgemäßen Umgang v.a. mit trübem Verzögerungsinsulin und Mischinsulin;
- korrekte Injektion und Wahl des Injektionsorts entsprechend Insulin/Resorptionszeit (Grundke und Klement 2015 und 2018).

Eine Ursache von falschem oder verspätetem Handeln von Pflegefachkräften liegt in unsystematisch angebotenen und nicht qualitätsgesicherten Erhaltungs- und Anpassungsfortbildungen (DDG 2018, Titlestad 2019). Schlimmstenfalls werden gesundheitsbedrohliche hyper- und hypoglykämische Stoffwechselentgleisungen nicht frühzeitig genug erkannt bzw. nicht sicher eingeschätzt, v.a. bezogen auf die Differenzierung »Notfall« versus »pflegeprofessionell bewältigbare Situation« (Attenborough 2019, Grundke und Klement 2015).

Pflegefachkräfte sind gemäß Alten- und Krankenpflegegesetz in der Durchführungsverantwortung und Übernahmeverantwortung (siehe dazu auch Remonstrationspflicht und Übernahmeverschulden gem. § 63 BGB). Leistungsanbieter professioneller Pflege haben geeignete Rahmenbedingungen für die sachgerechte Durchführung professioneller Pflege vorzuhalten und sind grundsätzlich gehalten, den Nachweis zu erbringen, dass sie ausreichend qualifiziertes Personal mit der Durchführung der Behandlungspflege beauftragt haben (§ 114 SGB XI). Diese Forderung bezieht sich explizit auch Pflegeassistenten/Pflegehelfer. Auch Helferberufe sind über regelmäßige Schulungen (Anpassungs- und Erhaltungsfortbildungen) in die Lage zu versetzen, in Begleitung einer Pflegefachkraft verantwortlich zu handeln (§ 37 SGB V).

Die Kassenärztliche Bundesvereinigung (KBV) und der GKV-Spitzenverband (Spitzenverband Bund der Krankenkassen) regeln im Bundesmantelvertrag – Ärzte (BMV-Ä) gemäß § 82 Abs.1 SGB V die vertragsärztliche Versorgung (KBV und GKV-Spitzenverband, BMV-Ä 2018). Die Anlage 27 des BMV-Ä enthält die »Vereinbarung nach § 119b Abs. 2 SGB V zur Förderung der kooperativen und koordinierten ärztlichen und pflegerischen Versorgung in stationären Pflegeheimen. Vertragsgegenstände, die zu regeln sind, beziehen sich auf:

- die Vereinbarung über die Erbringung ärztlich angeordneter Hilfeleistungen in der Häuslichkeit der Patienten, in Alten- oder Pflegeheimen

oder in anderen beschützenden Einrichtungen gem. § 87 Abs. 2b Satz 5 SGB V oder in hausärztlichen Praxen (Delegationsvereinbarung);
- die Vereinbarung über die Delegation ärztlicher Leistungen an nichtärztliches Personal in der ambulanten vertragsärztlichen Versorgung gemäß § 28 Abs. 1 S. 3 SGB V.

Die »Vereinbarung nach § 119b Abs. 2 SGB V zur Förderung der kooperativen und koordinierten ärztlichen und pflegerischen Versorgung in stationären Pflegeheimen (Anlage 27 zum Bundesmantelvertrag)« fordert einen »funktionierenden Informationsaustausch und die interdisziplinäre Zusammenarbeit zwischen den an der pflegerischen und medizinischen Versorgung der Versicherten Beteiligten. Dazu gehören insbesondere Visiten und Fallbesprechungen, feste Ansprechpartner in der stationären Pflegeeinrichtung, geregelte Kommunikationsstrukturen und -zeiten (..)« (KBV und GKV-Spitzenverband 2018, Anlage 27 BMV-Ä, §1 Abs 4).

Für die gemeinsame Patientenversorgung von Medizin und Pflege gelten Delegationsgrundätze (§ 28 Abs. 1 SGB V)

Die (ärztlichen) Delegationsgrundsätze sind geregelt im § 28 Abs. 1 SGB V. Die Eckpfeiler der Delegationsgrundsätze sind: die Anordnungspflicht, Instruktionspflicht, Dokumentationspflicht sowie die Überwachungspflicht. Das bedeutet, dass anordnende Ärzte sich der geeigneten Qualifikation der Pflegefachkraft versichern müssen, an die eine ärztliche Leistung delegiert wird (formale Qualifikation in Form des Nachweises der Ausbildung/Befähigungsnachweis und materielle Qualifikation in Form von nachweislichem Erfahrungswissen), sie in der ärztlichen Beratungspflicht sind und die Gesamtverantwortung tragen.

Regelmäßige, interdisziplinär ausgerichtete und qualitätsgesicherte Anpassungs- und Erhaltungsfortbildungen verbessern die pflegeprofessionelle Fachkompetenz sowie die Zusammenarbeit zwischen der pflegerischen und medizinischen Versorgung nachhaltig und wirken damit positiv auf die Patientensicherheit sowie auf die Versorgungsqualität.

4.1.4 Beratungs- und Schulungsinhalte abstimmen

Menschen mit Diabetes und deren pflegenden Angehörigen/Zugehörigen sollten individuell angepasste Schulungsangebote zur Umsetzung der Therapie/zum Selbstmanagement und zur Gesundheitsförderung zugänglich sein. Dabei sind ausschließlich evidenzbasierte und akkreditierte Schulungsprogramme zu nutzen (Hodeck 2014, Meulstee et al. 2015, Titlestad 2019).

Patientenberatungen und -schulungen erfolgen oftmals an unterschiedlichen Versorgungsorten – bspw. im Rahmen eines Krankenhausaufenthalts, beim Hausarzt und/oder in der diabetologischen Schwerpunktpraxis; auch Einrichtungen der stationären Langzeitpflege und ambulante Pflegedienste bieten Beratung zum Therapie- und Krankheitsmanagement an. Widersprüchliche Informationen an unterschiedlichen Lernorten erodieren die Therapietreue der Patienten. In der kooperierenden berufsgruppenübergreifenden Zusammenarbeit ist daher wichtig, darauf zu achten, dass Patientenberatungen und -schulungen an unterschiedlichen Versorgungs-/Lernorten miteinander abgestimmt sind (DDG 2018).

> **Beratungs- und Schulungsinhalte innerhalb der kooperativen Gesundheitsversorgung abstimmen**
>
> Widersprüchliche Beratungs- und Schulungsinhalte sind zu vermeiden, um die Patienten nicht zu verunsichern und dessen Therapietreue zu gefährden. Dabei sind ausschließlich evidenzbasierte und akkreditierte Schulungsprogramme zu nutzen.

> **Merke**
>
> Pflegefachkräften kommt eine zentrale Bedeutung in der Versorgung älterer Diabetiker zu. Chancen der Fortentwicklung der Zusammenarbeit zwischen Medizin und Pflege bestehen v. a. darin, die Fallplanung

gemeinsam abgestimmt und orientiert an evidenzbasierten Versorgungsleitlinien/Expertenstandards zu gestalten.

Literatur

Bahrmann A, Wörz E, Specht-Leible N et al. (2015) Behandlungsqualität des Diabetes mellitus und Inzidenz schwerer Hypoglykämien in stationären und ambulanten Versorgungseinrichtungen. Heidelberger Diabetesstudie. In: Zeitschrift für Gerontologie und Geriatrie, Volume 48, Issue 3, pp 246–254 |

Bahrmann A (2019) Typ-1- und Typ-2-Diabetes. Therapie geriatrischer Patienten mit Diabetes – nicht alles geht, aber vieles. Springermedizin. Info-Diabetologie; 13 (1),

Bahrmann A (2018) Betreuungsmanagement geriatrischer Patienten mit Diabetes mellitus. Der Diabetologe; 14 (5), pp 351–362

Bundesministerium für Gesundheit (2019) Pflegeversicherung, Zahlen und Fakten, Leistungsempfänger nach Altersgruppen und Pflegegrade. https://www.bundesgesundheitsministerium.de/themen/pflege/pflegeversicherung-zahlen-und-fakten.html (Zugriff am 20. März 2019)

DAK – Pflege-Report 2017, Seite 70. In: Satista 2019.

Deutsche Diabetes Gesellschaft (DDG) S2-k Leitlinie »Diagnostik, Therapie und Verlaufskontrolle des Diabetes mellitus im Alter«. https://www.deutsche-diabetes-gesellschaft.de/fileadmin/Redakteur/Leitlinien/Evidenzbasierte_Leitlinien/2018/057_017_LL_Alter_Gesamtdokument_20180713.pdf (Zugriff am 26. März 2019)

Flake R, Kochskämper S, Risius P, Seyda S (2018) Fachkräfteengpass in der Altenpflege. IW-Trends 3/2018. Vierteljahresschrift zur empirischen Wirtschaftsforschung, Jg. 45.

Institut der Deutschen Wirtschaft. IW-Report 33/18: Die Entwicklung der Pflegefallzahlen in den Bundesländer, Seite 15. In. Statista 2019: https://de.statista.com/statistik/daten/studie/913233/umfrage/pflegefallzahlen-in-deutschland-nach-bundeslaendern/ (Zugriff am 30. März 2019)

Jacob E (2017) Welche Anforderungen werden an ein funktionierendes Versorgungsmanagement speziell für ältere Menschen gestellt? In: Weatherly JN (Hrsg.) Versorgungsmanagement in der Praxis des Deutschen Gesundheitswesens, Gesundheit. Springer Fachmedien Wiesbaden, S. 94–105.

Jacobs E, Rathmann W (2019) Epidemiologie des Diabetes in Deutschland. Deutsche Diabetes Gesellschaft (DDG) und diabetesDE – Deutsche Diabetes-Hilfe. Deutscher Gesundheitsbericht Diabetes. Verlag Kirchheim + Co GmbH, S. 9 ff.

Gómez-Huelgas R, Pérez-Belmonte LM, Rivera-Cabeo I et al. (2019) Management of elderly patients with type 2 diabetes in long-term care and skilled nursing facilities. Pol Arch Intern Med;129 (2): 137-140.

Attenborough J, Abbott S, Brook J et al. (2019) Everywhere and nowhere: Work-based learning in healthcare education. Nurse Educ Pract. Mar 6; 36:132–138.
Deutsche Diabetes Gesellschaft (DDG) S2k-Leitlinie »Diagnostik, Therapie und Verlaufskontrolle des Diabetes mellitus im Alter«. AWMF-Register-Nr.: 057–017
Grundke S, Klement A (2015) Insulintherapie im Alter: Eine qualitative Versorgungsstudie. Diabetes, Stoffwechsel und Herz, 24 (1): 11–17.
Grundke S, Klement A (2018) Insulintherapie im Alter – eine qualitative Versorgungsstudie. GGP; 02(02): 70–74.
Grundke S, Klement A (2016) Pflegebedürftigkeit: Beratung – Betreuung – Zusammenarbeit. Mainz: Kirchheim Verlag (Praxishilfen: Praktische Geriatrie).
Hahn S (2017) Die Ausrichtung der Pflege auf neue Anforderungen. Therapeutische Umschau 74, S. 813–818.
Hodeck K (2014) Förderung des pflegebedürftigen Diabetes-Patienten. In: Hodeck K, Bahrmann A (Hrsg.) Pflegewissen Diabetes: Praxistipps für die Betreuung älterer Diabetes-Patienten. 1st ed. Berlin: Springer Berlin. S. 154–63.
Meulstee M, Whittemore R, Watts SA (2015) Development of an Educational Program on Prevention of Hypoglycemic Events Among Elderly Veterans With Type 2 Diabetes. Diabetes Educ. Dec;41(6):690–7.
Morbach S, Uebel T (2007) Das diabetische Fußsyndrom und seine sektorübergreifende und interdisziplinäre Versorgung – das Modul »Prävention und Behandlungsstrategien für Fußkomplikationen« der Versorgungsleitlinie Diabetes. Z Allg Med; 83(8): 328–338.
Munshi MN, Florez H, Huang ES et.al. (2016) Management of Diabetes in Long-term Care and Skilled Nursing Facilities: A Position Statement of the American Diabetes Association. Diabetes Care; 39(2):308–18.
Newell E, Donne MO (2018) Integrated care: A qualitative study exploring GPs' and practice nurses' experiences of working with the diabetes nurse specialist. Journal of Diabetes Nursing; 22: JDN046.
Sachverständigenrat zur Begutachtung der Entwicklung im Gesundheitswesen (SVR) (2012) Wettbewerb an der Schnittstelle zwischen ambulanter und stationärer Gesundheitsversorgung. Gutachten Langfassung.
Sachverständigenrat zur Begutachtung der Entwicklung im Gesundheitswesen (SVR) (2018) Bedarfsgerechte Steuerung der Gesundheitsversorgung. Gutachten Langfassung.
Sinclair A, Dunning T, Rodriguez-Mañas L (2015) Diabetes in older people: new insights and remaining challenges. Lancet Diabetes Endocrinol. Apr;3(4):275–85.
Statistisches Bundesamt 2019. In: Statista 2019. Entwicklung der Lebenserwartung bei Geburt in Deutschland nach Geschlecht in den Jahren von 1950 bis 2060 (in Jahren). https://de.statista.com/statistik/daten/studie/273406/umfrage/entwicklung-der-lebenserwartung-bei-geburt-in-deutschland-nach-geschlecht/
Wüest & Partner (2016) Pflegeheim-Atlas Deutschland 2016, Seite 24. In: Statista 2019. Anzahl der Pflegebedürftigen in Deutschland nach Pflegeart im Zeitraum der Jahre von 2013 bis 2030. https://de.statista.com/statistik/daten/studie/556688/

umfrage/prognostizierte-anzahl-der-pflegebeduerftigen-in-deutschland-nach-pflegeart/

Titlestad I, Haugstvedt A, Igland J et al. (2018) Patient safety culture in nursing homes–across-sectional study among nurses andnursing aides caring for residents with diabetes. BMC Nursing; 17:36.

Zeyfang A, Feucht I (2019) Deutsche Diabetes Gesellschaft (DDG) und diabetesDE – Deutsche Diabetes-Hilfe. Deutscher Gesundheitsbericht Diabetes 2019. Verlag Kirchheim + Co GmbH., S. 246 ff.

4.2 Diabetes-Pflegefachkraft in der Versorgung älterer Menschen mit Diabetes

Katja Hodeck

Bei der Versorgung älterer Menschen mit Diabetes spielen professionelle Pflegekräfte eine wichtige Rolle. Das tägliche Diabetes-Management stellt komplexe Anforderungen an die Betroffenen und ihr soziales Umfeld. Alterstypische Probleme und wachsende Krankheitslast aufgrund von Multimorbidität erschweren die Selbstsorge. Auch bei langer Diabetesdauer und kompetentem Diabetes-Management kann irgendwann ein Zeitpunkt der Überforderung und Unterstützungsbedarf eintreten.

4.2.1 Der Beitrag ambulanter und stationärer Pflegeeinrichtungen in der Diabetesversorgung

Professionelle Pflege übernimmt in dem Moment, in dem die Betroffenen selbst und ihre An-/Zugehörigen den Anforderungen des Diabetes-Managements nicht mehr gewachsen sind, Teile der täglichen Versorgung bis hin zur Vollversorgung. Sie wird in diesem Moment zu einem wertvollen Partner für den behandelnden Arzt und das gesamte Diabetesteam.

In einem frühen Stadium des Unterstützungsbedarfs, wenn die älteren Diabetes-Patienten noch selbständig ihre Therapie umsetzen, sich jedoch Unsicherheiten ankündigen (z. B. nicht anderweitig erklärbare Blutzuckerschwankungen), kann Pflege durch gezielte Anleitung zur Insulininjektion, der Blutzuckermessung oder der Medikamenteneinnahme den Routineablauf auf eingeschlichene Fehler oder unsaubere Durchführung prüfen und korrigieren. Hiermit wird im Anschluss an klassische Schulungen (z. B. SGS) in der Arztpraxis an dem Ort der eigentlichen Therapiedurchführung, nämlich in der Häuslichkeit der Betroffenen, Sicherheit und Vertrauen in die eigene Handlungsfähigkeit zur korrekten Therapiedurchführung geschaffen bzw. zurückgegeben. Voraussetzung sind eine entsprechend ausgestellte Verordnung über die Leistung der Anleitung nach Anlage zur Häuslichen Krankenpflege-Richtlinie entsprechend § 92 Absatz 1 Satz 2 Nr. 6 und Absatz 7 SGB V und kompetentes Pflegepersonal.

Nehmen altersbedingte Einschränkungen im weiteren Verlauf zu, übernehmen sukzessive Pflegefachkräfte Teile der Therapiedurchführung bis hin zur vollständigen Übernahme. Sie begleiten und beraten die Betroffenen und ihr soziales Umfeld in ihrem Alltag situationsspezifisch und gezielt entsprechend ihrem Bedarf.

Übersicht pflegerischer Leistungen im Rahmen der Diabetestherapie (nach Heider 2014)

- Analyse der Pflegesituation des Diabetes-Patienten
  - Bewertung diabetesassoziierter Pflegerisiken auf Basis der gesundheitlichen Gesamtsituation
  - Bewertung der Selbstversorgungsfähigkeit mit Blick auf das tägliche Diabetes-Management
- Auswertung der Pflegesituation mit dem behandelnden Arzt und Diabetesteam sowie Abstimmung des laufenden Leistungsbedarfs
- Planung der Pflegeziele und Pflegemaßnahmen gemeinsam mit Diabetes-Patient, seinen An-/Zugehörigen sowie relevanten Berufsgruppen
- Pflegeberatung und Information u. a.

- zur Vermeidung diabetologischer Pflegerisiken (z. B. korrekter Fußpflege/-kontrolle)
- zu diabetesgerechter Ernährung
- zu Auswahl und Handling von Hilfsmitteln (Blutzuckermesssysteme, Injektionshilfen u. a.)
- Anleitung, Herrichten, Durchführen von Behandlungspflege (entsprechend Verordnung)
  - Blutdruckmessung
  - Blutzuckermessung
  - Gabe von oralen Antidiabetika (OAD)
  - Insulininjektion
  - Wundversorgung beim diabetischen Fuß
- Diabetesspezifische Krankenbeobachtung
  - Frühzeitiges Erkennen von Besonderheiten im Zusammenhang mit der Erkrankung Diabetes (z. B. Medikamentenunverträglichkeiten/unerwünschte Nebenwirkungen, Entgleisungen)
  - Stoffwechselwirksame Veränderungen der Lebensgewohnheiten (Ernährung, Bewegung, neue Medikamente mit/ohne Rezept) erkennen/antizipieren (z. B. Ramadan)
  - Zustand der Spritzstellen
  - engmaschige Fußkontrollen
- Evaluation der Pflege des Diabetes-Patienten
  - Beurteilung der Wirksamkeit von Pflegemaßnahmen und Anpassung bei Bedarf
- Koordination der intra- und interprofessionellen Versorgung

Für eine zwischen allen Beteiligten konsistente Versorgung ist es daher von zentraler Bedeutung, dass die Pflegefachkräfte als tragende Säule der Therapie im interprofessionellen Diabetesteam integriert sind.

4.2.2 Voraussetzungen einer gelingenden interdisziplinären Zusammenarbeit

Die Diabetologie entwickelt sich rasant. Selbst für Mediziner ist das Angebot an Diabetesmedikamenten zum Teil schwer überschaubar. Eine wie beschrieben wachsame diabeteskompetente Pflegeleistung ist daher nicht selbstverständlich. Da in der pflegerischen Grundausbildung auf die chronische Erkrankung Diabetes mellitus nur sehr begrenzt eingegangen wird, ist eine vertiefende Fort- und Weiterbildung, die das Verständnis für Krankheitsbild und die Versorgungsbedarfe vermittelt, dringend angeraten. Die Deutsche Diabetes Gesellschaft (DDG) hat deshalb speziell für diese Berufsgruppe die Weiterbildungssäule Diabetes-Pflege in ihre Qualifizierungslandschaft aufgenommen. Seit 2016 bietet die DDG über anerkannte Weiterbildungsstätten eine 16-stündige Basisqualifikation »Diabetes Pflege DDG« als Update für die in der Ausbildung erworbenen Kenntnisse sowie eine 180 Stunden umfassende Weiterbildung zur »Diabetes-Pflegefachkraft DDG« mit Zusatzbezeichnung des jeweiligen Tätigkeitsfeldes (Klinik oder Langzeitpflege) an. Die Qualifizierungen fokussieren auf die besonderen Versorgungsbedürfnisse von Pflegebedürftigen mit Diabetes unter Beachtung aktueller nationaler, diabetologischer und pflegerischer Leitlinien und Empfehlungen.

Um dem behandelnden Arzt gezielt die für eine gelingende Diabetestherapie notwendige Unterstützung bieten zu können, ist das Pflegepersonal auf die Kooperation der Ärzte (und weiterer Versorgungspartner) angewiesen. Pflegekräfte dürfen Änderungen der Therapie nur auf Anweisung des Arztes umsetzen. Benötigt werden daher klare Vorgaben zu angestrebten Therapiezielen und -korridoren sowie Handlungsanweisungen zur Korrektur und insbesondere für den Fall der Entgleisung.

Auch sollte besprochen werden, in welchen Fällen der Arzt über Veränderungen der Gesundheitssituation informiert werden möchte. Pflegepersonal kann durch den täglichen Kontakt mit den Betroffenen frühzeitiger, als dies durch regelmäßige Arztbesuche möglich wäre, wertvolle Informationen über Gesundheitszustand, Therapieverlauf und Anpassungsbedarfe der Versorgung bieten. Sind solche Eckpunkte der patientenindividuellen Therapie abgestimmt (s. Checkliste Therapieplan, ▶ Abb. 4.1), kann dies die Zusammenarbeit deutlich entlasten, da die

Pflegenden für voraussehbare Situationen handlungsfähig werden und sich Rückfragen auf besondere Sachlagen reduzieren.

Das Teilen von versorgungsrelevanten Informationen sollte – nicht nur im Rahmen des Entlassungsmanagements – eine Selbstverständlichkeit in beide Richtungen darstellen. So kann z. B. ein aktueller HbA1c-Wert und die Kenntnis vorhandener Komorbiditäten unter Rahmenbedingungen, die keine tägliche Blutzuckerkontrolle beinhalten, dem Pflegepersonal die Einschätzung des Pflegerisikos, also der Wahrscheinlichkeit des Eintretens von Entgleisungen oder anderer Akutsituationen aufgrund bestehender Folgeerkrankungen, erleichtern. Dies trägt zum einen zu mehr Patientensicherheit und zum anderen zu einer Entlastung sowohl der personell angespannten Pflege als auch der Mediziner bei.

Merke

Professionelle Pflege übernimmt in dem Moment, in dem die Betroffenen selbst und ihre An-/Zugehörigen den Anforderungen des Diabetes-Managements nicht mehr gewachsen sind, Teile der täglichen Versorgung bis hin zur Vollversorgung. Sie werden in diesem Moment zu einem wertvollen Partner für den behandelnden Arzt und das gesamte Diabetesteam.

Literatur

Heider N (2014) Pflege als aktiver Partner im Versorgungsnetz, in: Hodeck K, Bahrmann A (Hrsg) Pflegewissen Diabetes. Springer Verlag, Berlin Heidelberg, S. 355 f.

4 Diabetes mellitus in der ambulanten und stationären Langzeitpflege

Checkliste Therapieplan für die Zusammenarbeit mit Pflegepersonal aus der Langzeitpflege

Selbstversorgungskompetenz des Diabetes-Patienten wurde überprüft ☐ ja ☐ nein
Verordnungsrelevante Diagnose(n) ☐ siehe Verordnung HKP ☐: ....

Leistungsauftrag / Medikamentenplan (entsprechend HKP-Verordnung)

Art	Häufigkeit		Dauer	
	x tgl.	x wtl.	vom	bis
☐ Blutzuckermessung				
☐ Anleitung				
Insulininjektion ☐ herrichten ☐ verabreichen s.c.				
Medikamentengabe ☐ herrichten ☐ verabreichen				

Insulin/Medikament Name	morgens Menge	mittags Menge	abends Menge	Menge	Menge	Menge

Diabetes Therapieziele

Blutglukose	Therapiezielbereiche		
nüchtern / vor Mahlzeit	mmol/l	bzw.	mg/dl
1-2 Stunden nach Mahlzeit	mmol/l	bzw.	mg/dl
vor dem Schlafengehen	mmol/l	bzw.	mg/dl
HbA_{1c}-Wert	%	bzw.	mmol/mol Hb

Insulinanpassung
Insulinanpassung durchführen entsprechend des beigefügten Anpassungsschemas:
.... ☐ ja ☐ nein

Handlungsanweisungen für stoffwechselbedingte Entgleisungen
Bei Hypoglykämie: ....
Bei Hyperglykämie: ....

Wichtige Diabetes-Besonderheiten des Patienten
Anzahl schwerer Hypoglykämien in den letzten 12 Monaten ....
Anzahl schwerer Hyperglykämien in den letzten 12 Monaten ....
Besonderheiten im Ernährungsverhalten ....
Besonderheiten im Bewegungsverhalten ....
zusätzliche blutzuckerbeeinflussende Medikamente ....

Regelungen über die Arztbenachrichtigung
Arzt benachrichtigen: ....
bei Blutzuckerwerten unter .... wann? (z. B. sofort) ....
bei Blutzuckerwerten über .... wie? (z. B. telefonisch, per Fax) ....
bei Auftreten anderer Erkrankungen ☐ ja ☐ nein wen alternativ informieren ....
wenn ja, welche: .... (wenn Arzt nicht erreichbar)? ....
weitere Anlässe: ....

geplante Kontrolluntersuchungen in der Arztpraxis: ....
☐ alle 3 Monate ☐ alle 6 Monate

Abb. 4.1: Checkliste Therapieplan für die Zusammenarbeit mit Pflegepersonal aus der Langzeitpflege

4.3 Aufbau eines Versorgungsnetzwerkes

Anke Bahrmann

Aufgrund der steigenden Zahlen an alten, chronisch kranken, multimorbiden und pflegebedürftigen Patienten ist eine Anpassung der Versorgungsstrukturen und -prozesse notwendig. Neue Kooperationsstrukturen und Modellvorhaben nach § 63 Abs. 3b und 3c SGBV sollen unter den schwierigen Bedingungen personeller Engpässe und begrenzter finanzieller Ressourcen die sektorenübergreifende Versorgung verbessern und zu einer klareren Aufgabenverteilung beitragen.

Zu einer gelungenen Versorgung und Behandlung multimorbider Diabetes-Patienten können und müssen verschiedene Professionen bzw. Personen beitragen. Dazu gehören:

- Ärzte (Diabetologen, Allgemeinmediziner, je nach vorliegenden Begleiterkrankungen auch Nephrologen, Angiologen, Chirurgen, Augenärzte, Kardiologen, Neurologen usw.),
- die Pflegefachkräfte,
- Diabetesberater bzw. -assistenten,
- Podologen,
- Wundmanager,
- Psychologen,
- Apotheker,
- Orthopädieschuhmacher,
- Therapeuten,
- Altenpfleger,
- An- und Zugehörige.

Je nach Ausmaß der Betroffenheit, Notwendigkeit aber auch finanziellen Ressourcen des Einzelnen können weitere Akteure notwendig werden. Auch telemedizinische Lösungen stehen komplementär den bereits vorhandenen Versorgungsstrukturen zur Verfügung, wenn auch nicht flächendeckend.

> **Merke**
>
> Nur durch eine enge Zusammenarbeit und einen guten Informationsaustausch trotz teils umfangreicher Datenschutzbestimmungen ist eine effektive patientenzentrierte Behandlung möglich. Wichtig ist dabei die Nutzung einer einheitlichen Sprache sowie eine Behandlung nach aktuellen Versorgungs- und Behandlungsrichtlinien unter Berücksichtigung der individuellen Wünsche des einzelnen Patienten.

Die Deutsche Diabetesgesellschaft hat auf Ihrer Website vielfältige Informationen zur Zertifzierung, Fort- und Weiterbildung, Arbeiten der Arbeitsgemeinschaften, Forschung, aber auch politische Entwicklungen zusammengestellt. Diese finden sich unter: www.deutsche-diabetes-gesellschaft.de.

Literatur

Bahrmann A et al. (2018) S2k-Leitlinie Diagnostik, Therapie und Verlaufskontrolle des Diabetes mellitus im Alter. AWMF-Register-Nr.: 057–017, Diabetologie und Stoffwechsel; 13:423–492.

Hodeck K, Bahrmann A (2014) Pflegewissen Diabetes. Springer Verlag, Heidelberg.

5 Weiterführende Leitlinien und Empfehlungen

Deutsche Diabetes Gesellschaft (DDG)
Evidenzbasierte Leitlinien und Praxisempfehlungen:
http://www.deutsche-diabetes-gesellschaft.de/leitlinien/evidenzbasierte-leitlinien.html
http://www.deutsche-diabetes-gesellschaft.de/leitlinien/praxisempfehlungen.html

Arbeitsgemeinschaft der Wissenschaftlichen Medizinischen Fachgesellschaften (AWMF)
Nationale Versorgungsleitlinien:
http://www.versorgungsleitlinien.de
http://www.awmf.org/leitlinien/aktuelle-leitlinien.html

Deutsches Netzwerk für Qualitätssicherung in der Pflege (DNQP)
Expertenstandards:
https://www.dnqp.de/de/expertenstandards-und-auditinstrumente

Deutsche Gesellschaft für Geriatrie e.V. (DGG)
Leitlinien und Empfehlungen:
https://www.dggeriatrie.de

Stichwortregister

7

75-g-oraler-Glukosetoleranztest (OGTT) 20

A

ABI-Werte 53
Acarbose 99
ACE-Hemmer 47
Adipositas 94
Advanced glycation end products (AGEs) 144
Aktivitäten des täglichen Lebens (ADLs) 142
Akutes Koronarsyndrom ohne ST-Streckenhebung 75
Albiglutid 108
Albumin-Kreatinin-Ratio (»ACR«) 36
Ambulante und stationäre Pflege 211
Angina pectoris
– instabile 74, 76
Anosognosie 187
Antidepressiva 51
Antiepileptika 51
Antikoagulation
– orale 80
Appetitverlust 163
Arterielle Hypertonie 46

Assessment 104, 120, 140
AT-1-Blocker 47

B

Belastungs-EKG 76
Bewegung 113
Blutdruckmessung 79

C

Capsaicin 51
CHA2DS2-VASc-Score 80, 82
Claudicatio intermittens 52
CO2-Angiografie 53, 58
Cornea 30

D

Datenschutz 123
Delegationsgrundätze 207
Delir 58, 186
Demenz 24, 58, 117, 130, 139, 170, 186
– Behandlung des Diabetes bei Demenz 178
– Definition 172
– Differenzialdiagnose von Demenz und Depressionen 26, 165
– Prävention 178

221

DemTect 117, 140, 175
Depression 25, 96, 159, 161, 187
- Diagnostik 162
- Differenzialdiagnose von Depressionen und Demenz 165
- Epidemiologie 159
- Therapie 167
Diabetes-Coaching-Programm 125
Diabetische Polyneuropathie 28, 55
Diabetisches Fußsyndrom (DFS) 54
- Prophylaxe 60
- Spezielle Therapien 58
- Therapierisiken 57
- Therapieziele 57
- Ursachen 55
Diagnosestellung
- Besonderheiten 19
- funktionelle Gruppen 20
DPP-4-Hemmer 107, 109, 110
DPP-4-Inhibitoren 153
Dulaglutid 108
Duplexsonografie 53
DXA-Knochendichtemessung 64
Dyspnoe 74
Dysregulation
- orthostatische 79

E

eHealth 121
Eisenmangel 46
Elektrokardiogramm (EKG) 74
Empowerment 179
Ernährung 113, 155
EWGSOP (European Working Group on Sarcopenia in Older People) 148
Exenatide 108
Exsikkose 134

F

Fersennekrosen 52
Frailty 23, 52, 58, 94, 96, 142, 148, 155
- Diagnosekriterien 150
- FRAIL-Scale 151
- körperliches Training 154
- Therapie des Diabetes 152
- Ursachen 145
Frakturrisiko 65
Fußinspektion 54
Fußnetzwerk 54

G

Gangunsicherheit 146
Gehgeschwindigkeit 47
Geldzähltest nach Nikolaus 81, 114, 117, 119, 140
Geriatrische Depressionsskala (GDS) 119, 164, 177
Geriatrische Syndrome 23
Geriatrischer Patient 19
Geriatrisches Assessment 115
- Aktivitäten des täglichen Lebens (ADL) 119
- Bewegung 117
- Depression/Affekt 118
- Ernährung 118
- Kognition 116
- Testverfahren 116
Gewichtsabnahme 108, 155
Glaukom 34
Glibenclamid 99
Glimepirid 99
Glitazone 99
Glomeruläre Filtrationsrate 35
GLP-1 107, 108

H

Harninkontinenz 27
HbA1c-Wert 46, 89, 153
Herzerkrankung
– koronare 78
Herzinfarkt 74
Herzinsuffizienz
– akute 75
Herzrhythmusstörungen 75
Hyperglykämie 134
– Ursachen 135
Hypertonie
– arterielle 74, 77
Hypoglykämie 38, 45, 46, 58, 88, 99, 103, 108, 128, 152, 183, 188
– Häufigkeit 129
– kardikale Komplikationen 130
– Risiko 101, 153, 179
– Therapie 131

I

IADL-Skala 119
Immobilität 56, 57, 95
Insulin 103
  Besonderheiten 105
– -pumpentherapie 141
– Resistenz 144, 160
– -therapie 40, 45, 103–106, 110, 112, 117, 140, 141, 153, 192

K

Katarakt (»grauer Star«) 31
Keratokonjuctivitis sicca 30
Ketoazidose 101, 134
– normoglykämische 135
Kognitive Störungen 170, 183
– Definition 171
– diabetesassoziierte Risikofaktoren 174
– Screening und Diagnostik 175
Kognitive Störungen 189
Koronare Herzerkrankung 73, 74
– mit akutem Koronarsyndrom 74
Körpergewicht 143
Kraft- und Ausdauertraining 96

L

LADA (Latent Autoimmune Diabetes in Adults) 21, 139
LDL-Cholesterin-Zielwert 48
Lebenserwartung 110, 139
Lebensqualität 62, 88, 94, 96, 105, 142, 152, 183
Liponsäure 51
Liraglutid 108
Luftnot 74

M

Magenentleerung 108
MAGIC-Test (Manageable Geriatric Assessment) 116
Majoramputation 54, 62
Makulopathie, diabetische 34
Malnutrition 24
Mangelernährung 56, 94, 103, 113, 191
Mediasklerose 52
Metformin 98
Mikroalbuminurie 37
Mikroangiopathie 33
Mild Cerebral Impairment (MCI) 24
Mild Cognitive Impairment 174
Mini Mental State Examination (MMSE) 117, 175
Mini Nutritional Assessment (MNA) 118, 191
Minoramputation 54
Mobilisierungstherapie 96
Multimedikation 48, 58, 95, 103, 193

Multimorbidität 19, 56
Muskelabbau 156
Muskelkraft 143
Muskelmasse 143, 148, 155

N

Nationale Versorgungsleitline (NVL) 90
Nephropathie, diabetische 36, 40
Neuro-Osteoarthropathie (NOAP/M. Charcot) 55
Nierenfunktion 99
Nierenfunktionsstörung 156
Niereninsuffizienz 35, 57, 101, 103, 108, 109
- Antidiabetika 41
- Behandlungsziele 38
- Risikofaktoren 45
- Screening und Diagnostik 36
- Therapie mit Insulin 40
- Therapie mit oralen Antidiabetika 39
NSAR 28
Nüchtern-Blutglukosewert 89

O

Orale Antidiabetika 98
Osteoporose 64

P

Palliativmedizin 196
Palliativpatienten 55
Partizipative Entscheidungsfindung 90
Patientenverfügung 189
PEG-Sonde 192
Periphere arterielle Verschlusskrankheit (pAVK) 52, 56

Pflege, häusliche 199
Pflege von älteren Menschen mit Diabetes 199
Pflegeheim 141
Podologische Fußpflege 54, 60
Polydipsie 21, 134
Polyneuropathie 51, 58
- schmerzhafte 51
Polypharmazie 151
Polyurie 21, 134
Postoperative Prognose 54
Proteinaufnahme 48
Pseudoperitonitis diabetica 134, 135

R

Reperfusionstherapie 77
Retina 30, 31
Retinopathie 30, 95
- Basisuntersuchung 31
- Formen der Diabetischen Retinopathie 33
- Stadien und Therapie 33
Revaskularisation 53

S

Sarkopenie 23, 96, 103, 142–144, 146, 147, 155
- Diagnosekriterien 147
- körperliches Training 154
- Therapie des Diabetes 152
- Ursachen 145
Schlafstörungen 177
Schlaganfallrisiko 80
Schluckstörungen und Diabetes 191
Schmerz, chronischer 28
Schuhwerk 57, 60
Schulungsprogramme 111, 112
Selbsthilfefähigkeit 54
Selbstmanagement 111

Stichwortregister

SGLT-2-Hemmer 27, 39, 40, 77, 100–102, 135
ST-Streckenhebungsinfarkt 74
Stoffwechselkontrolle 46
Strukturierte geriatrische Schulung (SGS) 111
Stuhlinkontinenz 27
Sturzgefahr 95, 131
Sturzrisiko 67
Suizidalität 25, 162, 169
Symptome des Diabetes im höheren Lebensalter 21

T

T-Score 65
Telemedizin 121
- Modelle 125
Therapie
- Bewegung 95
- Ernährung 94
- Inkretine 107
Therapieplanung 20
Therapieziele 88, 90, 91
Timed-up-and-go-Test 81, 118
Troponin 75

Typ-1-Diabetes im Alter 139
Typ-2-Diabetes 21, 111

U

Uhrentest 140
Unabhängigkeit 54
Untergewicht 191

V

Versorgungsnetzwerk 217
Vitamin-B12-Mangel 51, 99
Vorhofflimmern 79, 81, 82

W

WHO-Kriterien
- diagnostische Kriterien für Diabetes im Alter 19

Z

Zehendruckmessung 53
Zielblutdruck 46